Série Terapias de Suporte em Oncologia
Um Cuidado Centrado no Paciente

Enfermagem na Oncologia

STSO

Série Terapias de Suporte em Oncologia
Um Cuidado Centrado no Paciente

Organizadores da Série
Marcus Vinícius Rezende Fagundes Netto
Denise Tiemi Noguchi

- Cuidados Paliativos na Oncologia
- Introdução à Oncogeriatria
- Medicina Integrativa
- Nutrição Clínica na Oncologia
- Nutrologia na Oncologia
- Odontologia na Oncologia
- Oncogeriatria – Especificidades no Cuidado Onco-Hematológico
- Psicologia na Oncologia

STSO
STSO
STSO
STSO
STSO
STSO
STSO
STSO
STSO
STSO
STSO
STSO
STSO
STSO
STSO
STSO

Série Terapias de Suporte em Oncologia
Um Cuidado Centrado no Paciente

Organizadores da Série
Marcus Vinícius Rezende Fagundes Netto
Denise Tiemi Noguchi

Enfermagem na Oncologia

Editores do Volume
Ana Fernanda Yamazaki Centrone
Cristina Vogel
Michele Barreto
Camila Viale Nogueira

ALBERT EINSTEIN
SOCIEDADE BENEFICENTE ISRAELITA BRASILEIRA

Atheneu

Rio de Janeiro • São Paulo
2021

EDITORA ATHENEU

São Paulo — Rua Avanhandava, 126 – 8º andar
Tel.: (11) 2858-8750
E-mail: atheneu@atheneu.com.br

Rio de Janeiro — Rua Bambina, 74
Tel.: (21) 3094-1295
E-mail: atheneu@atheneu.com.br

CAPA: Equipe Atheneu
PRODUÇÃO EDITORIAL: Adielson Anselme

CIP-BRASIL. CATALOGAÇÃO NA PUBLICAÇÃO
SINDICATO NACIONAL DOS EDITORES DE LIVROS, RJ

E46

Enfermagem na oncologia/organizadores da série Marcus Vinícius Rezende Fagundes Netto, Denise Tiemi Noguchi, editores do volume Ana Fernanda Yamazaki Centrone ... [et al.]. - 1. ed. - Rio de Janeiro : Atheneu, 2021.
152 p. : il. ; 24 cm. (Terapias de suporte em oncologia um cuidado centrado no paciente)

Inclui bibliografia e índice
ISBN 978-65-5586-219-5

1. Câncer - Enfermagem. I. Fagundes Netto, Marcus Vinícius Rezende. II. Noguchi, Denise Tiemi. III. Centrone, Ana Fernanda Yamazaki. IV. Série..

21-71271 CDD: 616.9940231
CDU: 616-083-006

Leandra Felix da Cruz Candido - Bibliotecária - CRB-7/6135

31/05/2021 01/06/2021

NETTO, M.V.R.F.; NOGUCHI, D.T.
Série Terapias de Suporte em Oncologia – Um Cuidado Centrado no Paciente – Volume Enfermagem na Oncologia

Organizadores da Série

Marcus Vinícius Rezende Fagundes Netto

Psicanalista. Psicólogo e Supervisor do Hospital Vila Nova Star – Rede D'Or – São Paulo. Docente dos Cursos de Especialização em Oncologia, Cuidados Paliativos, Psicologia Hospitalar, Psicanálise e Saúde e Odontologia Hospitalar do Instituto Israelita de Ensino e Pesquisa Albert Einstein (IIEPAE). Coordenador do Núcleo de Psicologia Hospitalar do Conselho Regional de Psicologia (CRP-SP). Membro Diretor da Sociedade Brasileira de Psicologia Hospitalar (SBPH). Especialista em Psicanálise, Subjetividade e Cultura pela Universidade Federal de Juiz de Fora (UFJF). Especialista em Psicologia Hospitalar pela Faculdade de Medicina da Universidade de São Paulo (FMUSP). Especialista em Psico-Oncologia e Cuidados Paliativos pelo Instituto Pallium de Buenos Aires. Mestre em Psicanálise: Clínica e Pesquisa. Doutorando pelo Programa de Pós-Graduação em Psicologia Clínica da USP.

Denise Tiemi Noguchi

Médica da Saúde Populacional e da Equipe de Medicina Integrativa do Hospital Israelita Albert Einstein (HIAE). Coordenadora da Pós-Graduação em Bases de Saúde Integrativa e Bem-Estar do Instituto Israelita de Ensino e Pesquisa Albert Einstein (IIEPAE). Especialista em Cancerologia Pediátrica pela Sociedade Brasileira de Cancerologia (SBC). Especialização em Medicina Paliativa pelo Instituto Paliar e Centro Universitário São Camilo. Especialista em Psico-Oncologia pelo Hospital Pérola Byington. Capacitação em Hatha Yoga pelo Instituto de Ensino e Pesquisa em Yoga do Professor Marcos Rojo Rodrigues. Formação em *Coaching* Ontológico pelo Instituto Appana.

Editores do Volume

Ana Fernanda Yamazaki Centrone

Enfermeira Especialista em Oncologia. Gerente Operacional do Centro de Oncologia e Hematologia do Hospital Israelita Albert Einstein (HIAE).

Cristina Vogel

Enfermeira Graduada pela Universidade Federal de Santa Catarina (UFSC). Pós-Graduação em Oncologia com Especialização na Modalidade Residência pela Universidade Federal de São Paulo (Unifesp). MBA em Gestão em Saúde pelo Instituto de Ensino e Pesquisa (Insper). Coordenadora de Enfermagem da Unidade de Oncologia, Hematologia e Terapia Celular do Hospital Israelita Albert Einstein (HIAE).

Michele Barreto

Enfermeira Graduada pela Faculdade Israelita de Ciências da Saúde Albert Einstein (FICSAE). Especialista em Saúde da Família e Comunidade e Neurologia pelo Instituto Israelita de Ensino e Pesquisa Albert Einstein (IIEPAE). MBA em Gestão de Saúde, Clínicas e Hospitais pela Fundação Getulio Vargas (FGV). Coordenadora de Enfermagem do Ambulatório do Centro de Oncologia e Hematologia do Hospital Israelita Albert Einstein (HIAE).

Camila Viale Nogueira

Enfermeira Graduada pela Faculdade Israelita de Ciências da Saúde Albert Einstein (FICSAE). Pós-Graduação em Oncologia e Bases da Medicina Integrativa pelo Instituto Israelita de Ensino e Pesquisa Albert Einstein (IIEPAE). Enfermeira da Equipe de Suporte ao Paciente Oncológico/ Cuidados Paliativos e do Programa Integrado Pós-Câncer – *Survivorship* do Centro de Oncologia e Hematologia do Hospital Israelita Albert Einstein(HIAE).

Colaboradores

Alexandre de Souza Barros

Enfermeiro Navegador do Centro de Oncologia e Hematologia Einstein Família Dayan – Daycoval. Enfermeiro Especialista em Enfermagem em Oncologia pela Universidade Bandeirante de São Paulo (UNIBAN).

Bárbara Gesse Padoan

Enfermeira do Centro de Oncologia do Hospital Israelita Albert Einstein (HIAE). Graduanda em Enfermagem pela Universidade do Oeste Paulista (Unoeste). Especialista em Oncologia pela Faculdade Israelita de Ciências da Saúde Albert Einstein (FICSAE).

Bianca Branco Scavazza

Enfermeira Graduada pela Faculdade de Medicina do ABC (FMABC). Especialização em Oncologia pelo Centro Universitário São Camilo (CUSC). Enfermeira Pleno na Unidade de Oncologia-Hematologia e TMO do Hospital Israelita Albert Einstein (HIAE).

Camila Viale Nogueira

Enfermeira Graduada pela Faculdade Israelita de Ciências da Saúde Albert Einstein (FICSAE). Pós-Graduação em Oncologia e Bases da Medicina Integrativa pelo Instituto Israelita de Ensino e Pesquisa Albert Einstein (IIEPAE). Enfermeira da Equipe de Suporte ao Paciente Oncológico/Cuidados Paliativos e do Programa Integrado Pós-Câncer – *Survivorship* do Centro de Oncologia e Hematologia do Hospital Israelita Albert Einstein (HIAE).

Daniela de Oliveira e Carvalho

Enfermeira Graduada pela Faculdade de Medicina de Ribeirão Preto da Universidade de São Paulo (FMRP-USP). Pós-Graduada em Oncologia com Especialização na Modalidade Residência pela Universidade Federal de São Paulo (Unifesp). Pós-Graduada em Gestão da Qualidade em Saúde pelo Instituto Israelita de Ensino e Pesquisa (IIEP). Enfermeira do Ambulatório de Quimioterapia do Hospital Israelita Albert Einstein (HIAE).

Elisa Rossi Conte

Enfermeira Sênior do Centro de Oncologia do Hospital Israelita Albert Einstein (HIAE). Especialista em Oncologia pela Sociedade Brasileira de Enfermagem Oncológica (SBEO). MBA em Gestão de Saúde pela Fundação Getulio Vargas (FGV).

Élison de Souza Pereira da Silva

Enfermeiro do Centro de Aconselhamento Genético – Oncogenética do Hospital Israelita Albert Einstein (HIAE). Especialista em Oncologia Clínica pela Faculdade Israelita de Ciências da Saúde Albert Einstein (FICSAE). Especialista em Aconselhamento Genético em Predisposição Hereditária ao Câncer pela FICSAE. Membro da Sociedade Brasileira de Enfermagem em Genética e Genômica (SBEGG).

Gabriela Rocco de Sá

Pós-Graduada em Saúde Pública e Oncologia Clínica pelo Hospital Israelita Albert Einstein (HIAE). Enfermeira da Onco-Hematologia, TMO e Ambulatório de GVHD do HIAE.

Iracema Morais da Silva

Enfermeira, Especialista em Oncologia pelo Instituto Israelita de Ensino e Pesquisa Albert Einstein (IIEPAE). *Master of Business Administration* (MBA) em Gestão de Negócios pelo Instituto Brasileiro de Mercado de Capitais (IBMEC). Coordenadora de Enfermagem da Oncologia do Hospital Israelita Albert Einstein (HIAE).

Joyce C. D. Ferreira

Enfermeira Graduada pela Universidade de São Paulo (USP). Especialista em Oncologia. MBA em Gestão em Saúde pela Fundação Getulio Vargas (FGV). Analista de Qualidade Sênior do Hospital Israelita Albert Einstein (HIAE).

Leticia Natália Lucchesi

Enfermeira pela Faculdade de Ciências Médicas da Santa Casa de São Paulo (FCMSCSP). Especialista em Enfermagem Oncológica pela Fundação Antonio Prudente (FAP). Coordenadora de Pesquisa Clínica pela Sociedade Brasileira de Profissionais em Pesquisa Clínica (SBPPC). Enfermeira do Hospital Israelita Albert Einstein (HIAE).

Lidiane Soares Sodré da Costa

Enfermeira Especialista em Oncologia, Hematologia e Gestão da Qualidade em Saúde. Atualmente Enfermeira Sênior da Unidade de Transplante de Medula Óssea do Hospital Israelita Albert Einstein (HIAE).

Luciana Lopes Manfredini

Graduada em Enfermagem pela Universidade do Vale do Paraíba (Univap). Especialista em Enfermagem Oncológica na Modalidade Residência pela Fundação Pio XII – Hospital de Câncer de Barretos, Urgência e Emergência pela Universidade Nove de Julho (UNINOVE) e em Gestão em Enfermagem pela Universidade Federal de São Paulo (Unifesp). Mestre em Oncologia pelo Hospital de Câncer de Barretos. Doutora em Ciências da Saúde pelo Instituto Israelita de Ensino e Pesquisa do Hospital Israelita Albert Einstein (IIEPAE), desenvolvendo pesquisas nas linhas de Emergências Oncológicas, Manejo de Sintomas/Cuidados Paliativos e Transplante de Medula Óssea. Atualmente é Consultora de Projetos do Instituto Israelita de Consultoria e Gestão, do Hospital Israelita Albert Einstein (HIAE).

Mahyra Medeiros Vieira

Enfermeira Graduada pela Universidade de São Paulo (USP). Residência Multiprofissional em Oncologia e Pós-Graduada em Oncologia pelo Hospital Israelita Albert Einstein (HIAE). Mestranda em Enfermagem pelo HIAE.

Michele Barreto

Coordenadora de Enfermagem do Centro de Oncologia e Hematologia do Hospital Israelita Albert Einstein (HIAE).

Rodrigo Rocha dos Santos

Enfermeiro Sênior do Centro de Oncologia e Hematologia do Hospital Israelita Albert Einstein (HIAE). Pós-Graduação em Oncologia pelo HIAE.

Rosana Maria Gonçalves Nogueira

Enfermeira Sênior da Unidade de Internação do Centro de Oncologia e Hematologia do Hospital Israelita Albert Einstein (HIAE). Graduada pela Escola de Enfermagem Wenceslau Braz (EEWB), Itajubá-MG. Especialista em Hematologia e Hemoterapia pela Associação Brasileira de Hematologia, Hemoterapia e Terapia Celular (ABHH).

Sabrina Rosa de Lima Matos

Enfermeira do Ambulatório de Radioterapia do Centro de Oncologia e Hematologia do Hospital Israelita Albert Einstein (HIAE). Especialista em Enfermagem em Oncologia. Mestre em Enfermagem pela Faculdade Israelita de Ciências da Saúde Albert Einstein (FICSAE).

Tania M. B. Waisbeck

Enfermeira Graduada pela Universidade Federal de São Paulo (Unifesp). Especialização em Gestão da Qualidade pelo Hospital Israelita Albert Einstein (HIAE). Enfermeira Sênior da Qualidade, Oncologia – Hematologia e TMO do HIAE.

Valéria Mika Massunaga

Enfermeira do Ambulatório da Radioterapia do Centro de Oncologia e Hematologia do Hospital Israelita Albert Einstein (HIAE). Especialista em Oncologia e MBA em Administração Hospitalar e Negócios da Saúde.

Dedicatória

Este volume é dedicado aos profissionais de saúde, especialmente à equipe de enfermagem, e a todos aqueles que buscam aprimorar sua atuação na jornada do paciente oncológico de forma técnica, científica e integrada.

Agradecimentos

À Sociedade Beneficente Israelita Brasileira Albert Einstein, pelo apoio e incentivo para o desenvolvimento e melhor prática da equipe de enfermagem em oncologia.

A toda a liderança e equipe assistencial do Centro de Oncologia e Hematologia Família Dayan-Daycoval, por sua confiança e seu reconhecimento.

A todos os autores, editores e colaboradores deste volume, que dedicaram seu tempo, compartilharam conhecimento e experiência e que, acima de tudo, acreditaram na importância desta obra.

À editora Atheneu, pelo apoio e pela confiança para o desenvolvimento deste trabalho.

Apresentação

Os avanços técnico-científicos no campo da medicina têm possibilitado o aumento das chances de cura de neoplasias antes fatais e, ao mesmo tempo, proporcionado um controle de sintomas mais eficaz e consequente melhora na qualidade de vida dos pacientes acometidos por uma doença oncológica ainda incurável.

Todavia, independentemente disso, o diagnóstico de câncer representa um marco na vida do paciente e de seus familiares e pode levar a questões antes nunca consideradas.

Com isso, antes, a percepção era de que se tinha um corpo sadio, agora é de um "corpo que se trai, que prega uma peça de mau gosto em si mesmo"*. Além disso, antes, a expectativa era de uma vida promissora e cheia de planos, agora há muitas incertezas e "uma maior consciência da própria finitude". Finalmente, antes, havia a identificação com certos papéis e funções sociais que conferiam um lugar subjetivo ao paciente – pai, mãe, marido, namorada, médico, arquiteto, artista – agora, em alguns casos, a sensação é de ser "somente um paciente oncológico".

Assim, independentemente do sentido atribuído ao câncer, que pode ser entendido, por exemplo, como um alerta para se viver melhor e "parar de reclamar à toa", ou visto como uma ameaça ou "sentença de morte", fato é que a vida do paciente e de sua família nunca mais será vivida da mesma forma, mesmo quando há cura.

Ou seja, ao estar frente a frente com alguém cuja existência foi atravessada por uma doença oncológica, é importante estarmos avisados de que seu sofrimento extrapola a esfera física. Ora, o corpo não se resume ao organismo. O corpo é também invólucro de uma história singular, permeada por crenças e relações.

Tendo isso em vista, o Centro de Oncologia e Hematologia do Hospital Israelita Albert Einstein (HIAE) oferece a seus pacientes as chamadas "Terapias de Suporte", que compõem o tratamento oncológico por meio da atuação de profissionais da Enfermagem, Psicologia, Nutrologia, Nutrição, Oncogeriatria, Cuidados Paliativos, Odontologia, Medicina Integrativa e Fisioterapia, com vistas a prestar uma assistência coordenada e individualizada ao paciente oncológico e familiares, levando em consideração suas necessidades físicas, psíquicas, espirituais e sociais.

---

* As passagens entre aspas fazem referência a falas de pacientes comumente escutadas pelos mais diversos profissionais da equipe de saúde na oncologia.

Assim, o leitor tem em mãos o testemunho de anos de trabalho de profissionais das mais diversas áreas, que decidiram dividir suas experiências e conhecimentos para compor aqui a Série *Terapias de Suporte em Oncologia – Um Cuidado Centrado no Paciente*. Nosso objetivo principal é, portanto, instrumentalizar e sensibilizar estudantes e profissionais da saúde com relação à importância do trabalho interdisciplinar, naquilo que se refere ao cuidado integrado ao paciente e sua família.

O conteúdo técnico-científico dos textos presentes na Série *Terapias de Suporte em Oncologia – Um Cuidado Centrado no Paciente* é de responsabilidade dos autores, bem como dos organizadores de cada um dos volumes.

Marcus Vinícius Rezende Fagundes Netto
Denise Tiemi Noguchi
Organizadores da Série

Wilson Leite Pedreira Junior
Presidente do Grupo Cura/Merya. Ex-Diretor Executivo de Oncologia e Hematologia do Hospital Israelita Albert Einstein (HIAE). Doutor em Pneumologia pela Faculdade de Medicina da Universidade de São Paulo (FMUSP). MBA pela Fundação Dom Cabral (FDC). Pós-MBA pela Northwestern University – Kellogg School of Management

Prefácio

O Hospital Israelita Albert Einstein tem como missão oferecer excelência de qualidade no âmbito da saúde, geração de conhecimento e da responsabilidade social.

Com base nesses preceitos, o Centro de Oncologia e Hematologia Einstein Família Dayan-Daycoval reúne os melhores profissionais da área de saúde na colaboração do desenvolvimento de pesquisas e estudos, a fim de oferecer modernas técnicas de prevenção, diagnóstico, tratamento e reabilitação contra o câncer e doenças hematológicas.

Sabendo da complexidade do paciente oncológico e da necessidade de uma equipe de enfermagem bem preparada, tecnicamente e cientificamente, prezamos por informações e orientações seguras e baseadas em evidência científica.

Em anos desafiadores a enfermagem tem sido evidenciada por sua competência e dedicação ao cuidado humano. Não diferente, o cuidado ao paciente oncológico, exige profissionais altamente comprometidos, engajados e preparados.

Neste livro, reunimos alguns daqueles que representam a enfermagem em uma especialidade dinâmica, inovadora e em constante crescimento. Profissionais enfermeiros que com sua *expertise* contribuíram para a construção deste volume, que permeia toda a jornada do paciente oncológico.

Os capítulos foram distribuídos de maneira simples e objetiva, e fornecem conteúdo prático como base para tomadas de decisões e uma prática de enfermagem segura e assertiva. A abordagem transita desde os tipos de tratamento, efeitos colaterais, emergências oncológicas, prática avançada em enfermagem, genética, cuidados paliativos, pós-tratamento, entre outros.

Além de fornecer informações de qualidade, ressaltamos o empoderamento da enfermagem, que atua com excelência em todas as frentes aqui descritas.

Apoiado pelo Hospital Israelita Albert Einstein, a Série *Terapias de Suporte em Oncologia – Um Cuidado Centrado no Paciente* – volume *Enfermagem na Oncologia*, editado por Ana Fernanda Yamazaki Centrone, Camila Viale Nogueira, Cristina Vogel e Michele Barreto, é uma obra que representa em muito a importância e abordagem da enfermagem na oncologia.

Parabéns aos Editores e Autores desta importante obra, que desde já assume o seu lugar de referência a outros profissionais de saúde.

Ana Fernanda Yamazaki Centrone
Enfermeira Especialista em Oncologia
Gerente Operacional do Centro de Oncologia
e Hematologia do Hospital Israelita Albert Einstein

Sumário

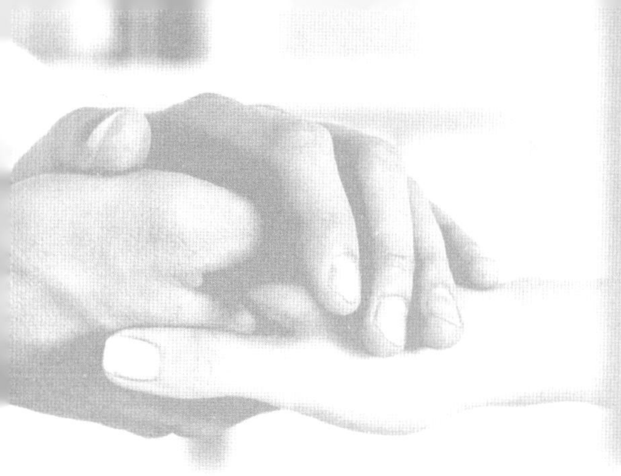

Capítulo 1

Iracema Morais da Silva
Leticia Natália Lucchesi

Administração de Quimioterapia e Imunoterapia

Introdução

O câncer é uma patologia decorrente de danos no DNA celular e que, geralmente, são potencializados por agentes químicos, físicos ou biológicos. A formação das neoplasias acontece pelo desequilíbrio entre a proliferação celular (ciclo celular) e a apoptose (morte celular programada). Esses eventos são regulados por uma grande quantidade de genes, que, ao sofrerem mutações, podem ter seus produtos expressos de maneira alterada, e iniciar a formação de um câncer (Oncogênese ou Carcinogênese). As opções de tratamento englobam a cirurgia, a radioterapia, a quimioterapia, a imunoterapia, os modificadores de resposta biológica ou a terapia combinada de várias modalidades.[1,2]

A quimioterapia é uma modalidade de tratamento para o câncer por meio da administração de medicamentos antineoplásicos, que pode ser realizada por diferentes vias de administração. A quimioterapia pode ser administrada isoladamente ou em combinação com outra modalidade terapêutica.[3]

Os agentes antineoplásicos, de acordo com a sua atuação no ciclo celular, são classificados como agentes do ciclo celular não específico quando atuam nas células que estão ou não no ciclo proliferativo, e agente do ciclo celular específico quando atuam somente nas células que se encontram em proliferação.[2,4]

Pertencem ao grupo de agentes antineoplásicos não específicos os alquilantes, antibióticos antitumorais e hormônios. Já no grupo de agentes antineoplásicos específicos, estão os antimetabólitos, plantas alcaloides e miscelâneas.[4]

Os agentes alquilantes são aqueles com capacidade de ligar-se ao DNA e interferir na replicação e transcrição do DNA da célula, levar à apoptose e produzir citotoxicidade. Alguns exemplos de agentes alquilantes são: bussulfano, ciclofosfamida, ifosfamida, carmustina, dacarbazina, carboplatina, cisplatina e oxaliplatina. As principais toxicidades decorrentes da ação desses agentes, a depender de qual será utilizado, são: mielossupressão, toxicidade gastrointestinal, nefrotoxicidade, neurotoxicidade e toxicidade no sistema reprodutor.[4]

Os antibióticos antitumorais atuam de forma a interferir na síntese de ácidos nucleicos para impedir a duplicação e separação das cadeias de DNA e RNA. Alguns exemplos são: bleomicina, mitoxantrona e a subclasse das antraciclinas. As principais toxicidades incluem mielossupressão, cardiotoxicidade e alopecia.[2,4]

Os agentes agonistas hormonais e antagonistas hormonais são indicados no tratamento de tumores derivados de hormônios ou hormônio-dependentes. A ação desses agentes é reduzir ou bloquear a produção hormonal ou o sítio ligante do receptor hormonal. Alguns exemplos são: anastrozol, gosserelina, letrozol e tamoxifeno. Efeitos colaterais como fadiga, anemia, alteração de libido, diminuição da massa muscular, aumento dos níveis séricos de lipídios e fogachos podem estar presentes em algumas terapias hormonais.[5,6]

Já os agentes antimetabólitos, interferem na síntese de DNA, para atuar especificamente sobre a fase *S* da divisão celular e ser mais eficientes no tratamento de tumores de alta taxa de crescimento. Alguns exemplos de agentes antimetabólitos são: metotrexato, cladribina, fludarabina, azacitidina, citarabina, gencitabina e fluoruracil. Algumas toxicidades incluem mielossupressão, toxicidade gastrointestinal, nefrotoxicidade e neurotoxicidade.[1]

As plantas alcaloides são derivadas de plantas medicinais e semissintéticas e podem ser classificadas em alcaloides da vinca, epipodofilotoxinas inibidores da topoisomerase e taxanos. Cada categoria atua em uma determinada fase da divisão celular. Alguns exemplos desses medicamentos são: vincristina, vinorelbina, cabazitaxel, docetaxel, paclitaxel, irinotecano e etoposídeo. Alguns dos efeitos colaterais incluem mielossupressão, neuropatia, reação alérgica, alopecia e toxicidade gastrointestinal.[1]

Quando os agentes antineoplásicos não se enquadram nas classificações anteriores, são denominados de miscelâneas e atribuídos a eles, uma diversidade de efeitos colaterais.[1]

A quimioterapia pode ser classificada como curativa, adjuvante, neoadjuvante ou paliativa. A quimioterapia deve ser administrada em ciclos de tratamento que será definido de acordo com o diagnóstico e estágio da doença.[1,3]

A quimioterapia curativa é determinada pelo tratamento sistêmico definitivo com propósito de obter a cura da doença. Já a quimioterapia neoadjuvante é quando o tratamento sistêmico é aplicado antes de um tratamento local e tem por finalidade diminuir o tamanho do tumor para tornar a cirurgia ou radioterapia menos agressiva. A quimioterapia adjuvante é realizada posteriormente ao tratamento local, para tratar alguma doença residual e minimizar o risco de recidiva. A quimioterapia paliativa objetiva tratar os sintomas da doença, retardar o surgimento de novos sintomas e melhorar a qualidade de vida, sendo indicada para tumores metastáticos em geral.[2,7]

Os anticorpos monoclonais são fármacos que interagem com receptores da membrana celular, ligantes circulantes ou inibidores de enzimas e interferem em várias vias de sinalização tumoral. Esta classe de medicamentos são específicas para atingir um alvo molecular predeterminado.[8]

Recentemente, surgiram os imunoterápicos, que também fazem parte da classe dos anticorpos monoclonais, e agem quando ligado ao receptor PD-1 (Programmed Cell Death Protein 1) presente no linfócito T, para impedir sua ativação e fazer com que estes linfócitos atuem contra as células tumorais.[9]

Administração de quimioterapia

No Brasil, há legislações que regulamentam os serviços e administrações de quimioterapia antineoplásica. Uma delas é a Resolução Cofen 569/2018, que diz que a administração desse tipo de medicamento é competência privativa do enfermeiro. O técnico de enfermagem tem a função de executar as atividades assistenciais à pacientes submetidos a este tipo de tratamento, sob a supervisão do enfermeiro.[10]

A Resolução RDC/ANVISA 220/2004 regulamenta o funcionamento de um serviço de terapia antineoplásica, estabelece as boas práticas no preparo, armazenamento, distribuição e administração de quimioterapia. A NR 32 determina diretrizes básicas para implementar medidas de proteção e segurança para os trabalhadores que atuam nessa área.[11,12]

De acordo com a Organização Mundial da Saúde (OMS), a prescrição de quimioterapia antineoplásica deve ser feita por médico habilitado nessa área, em prescrição apropriada e deve seguir *guidelines* de tratamento oncológico. A prescrição pode ser manual com letra legível ou eletrônica, preferencialmente sem abreviaturas, conter informações de alergias do paciente e identificação do médico prescritor, com nome completo e número do registro profissional. A mesma deve ser conferida pelo farmacêutico e enfermeiro, antes de ser preparada e administrada, em relação a indicação dos medicamentos, cálculos de superfície corpórea, dose e via de administração (tripla checagem).[13]

O Programa Nacional de Segurança do Paciente (PNSP) recomenda o uso de pulseira de identificação, com dois identificadores, como nome completo do paciente, nome da mãe ou número de prontuário. Todos os pacientes que serão submetidos à medicação ou procedimento em ambiente hospitalar, quer seja internado ou em regime ambulatorial, deverão receber a identificação e esta deve estar no pulso em pacientes adultos e no tornozelo em bebês, e deverá ser conferido imediatamente antes de cada procedimento. Não deve ser utilizado número de quarto como identificador.[13]

Os enfermeiros são os profissionais de referência na administração da terapia oncológica, manejo da toxicidade, educação e acompanhamento do tratamento.

Além de conhecer a fisiopatologia do câncer e saber sobre os tratamentos mais utilizados como a radioterapia e a quimioterapia, os enfermeiros também devem adquirir conhecimento sobre as funções imunológicas, celulares e moleculares para promover o suporte necessário ao paciente em tratamento imunoterápico.[14]

A quimioterapia consiste em uma modalidade terapêutica que pode ser administrada por via oral, intravenosa, intramuscular, intra-arterial, intraperitoneal, intrapleural, intravesical, subcutânea e intratecal.[15]

Administração de antineoplásicos via oral

A quimioterapia via oral tem se tornado uma modalidade de tratamento cada vez mais comum à medida que novos medicamentos têm sido aprovados para o tratamento do câncer. Geralmente são tratamentos em longo prazo, no qual o paciente será o principal responsável pela gestão sobre o uso adequado desses medicamentos. Sendo assim, precisa ser orientado e educado sobre os cuidados necessários a fim de minimizar os riscos para si, para os familiares e para o meio ambiente.[16]

O enfermeiro deve elaborar um plano para o controle sobre a adesão do paciente ao tratamento com a quimioterapia via oral. Entende-se por adesão o quanto o paciente segue as orientações médicas de maneira correta em relação ao cumprimento da periodicidade de administração do medicamento. A não adesão pode ocorrer de forma deliberada ou sem intenção, seja por deixar de tomar o medicamento ou tomar de maneira errada.[15]

Vários são os fatores que podem levar o paciente a não aderir corretamente ao tratamento com a quimioterapia oral. Alguns desses fatores estão relacionados a falta de compreensão sobre a doença e a importância do tratamento, uma falha no entendimento da prescrição e/ou posologia recomendada, uma alteração no seu estado clínico que possa levá-lo a deixar de tomar a medicação, seja por não estar se sentindo bem ou até por estar se sentindo muito bem e interpretar que não necessite mais do uso daquele medicamento, apresentar qualquer tipo de dificuldade com a aquisição dos medicamentos (acessibilidade), o esquecimento, o uso de outros medicamentos concomitantes que podem confundir o paciente, entre várias outras causas.

O trabalho multiprofissional da equipe médica, enfermeiros e farmacêuticos deve também contemplar o monitoramento da adesão do tratamento e apontar se ocorre falhas no processo, assim como os motivos da falha na adesão para que possam ser tomadas ações rapidamente, e garantir que o tratamento proposto seja de fato executado.

Além da adesão do tratamento com a quimioterapia oral, outros pontos precisam ser abordados com o paciente ao longo do tratamento, e reforçado sempre que necessário.

Recomenda-se que todo paciente deve ser orientado sobre o fluxo para aquisição do medicamento, sobre a importância dos retornos em consulta para monitoramento de efeitos colaterais e ajustes de doses que possam ser necessários informar ao paciente qual o melhor horário para tomar a medicação (se antes, durante ou após as refeições), e com que tipo de líquido pode ser administrado, o que fazer se esquecer de tomar uma dose e se o comprimido pode ser partido ou macerado, são alguns exemplos. Quando o paciente fizer uso de mais de um medicamento, o mesmo também deve ser orientado quanto à interação medicamentosa e seus possíveis efeitos colaterais.[17]

Quanto ao risco ocupacional do profissional de saúde, a quimioterapia antineoplásica oral, deve ser administrada ao paciente com um par de luvas, quando se tratar de comprimidos ou cápsulas intactos. Porém, se houver necessidade de manipulação do medicamento, como cortar ou macerar, devem ser utilizados todos os EPIs (Equipamentos de Proteção Individual): avental, dois pares de luva, máscara se não estiver em ambiente controlado e óculos se o paciente tiver potencial para vomitar ou cuspir. Para desprezar excretas de fluídos corporais deve-se utilizar dois pares de luvas e avental impermeável.[18]

■ Administração de antineoplásicos via endovenosa

A administração de antineoplásicos via endovenosa é a mais usual. Trata-se da infusão direta na corrente sanguínea por meio de cateter venoso periférico ou cateter venoso central. Esta via de administração permite infusão em bolus, gotejamento ou infusão contínua que devem ser realizadas por um profissional treinado e com habilidade técnica. Algumas das desvantagens incluem risco de extravasamento, flebite, risco de infecção de corrente sanguínea e complicações relacionadas aos dispositivos de infusão.[15]

A etapa que antecede a administração do antineoplásico por via endovenosa deve incluir a orientação do paciente quanto aos riscos infusionais imediatos ou tardios, sinais e sintomas. No caso de administração por via periférica, o profissional de enfermagem habilitado realiza a punção venosa, conforme técnica e material padronizado na instituição, sendo cauteloso na escolha do acesso venoso, priorizando os vasos calibrosos e distantes de articulações, além de evitar os membros com restrição, áreas cutâneas com alteração de cor, perda de integridade cutânea, área de fragilidade e local com múltiplas punções recentes. O dispositivo deve ser fixado de forma que não atrapalhe a visualização do local e garanta que o mesmo não se desloque durante a administração do antineoplásico. Caso a infusão seja via cateter venoso central, deve-se acessar a via conforme protocolo de cada instituição e se for PORT-A-CATH® realizar a punção com técnica asséptica.[15]

O paciente deve ser orientado a comunicar a enfermagem imediatamente se houver qualquer dor ou desconforto no local da punção, ou no membro puncionado.[15]

Para administração deve-se colocar a paramentação preconizada, realizar desinfecção do conector com álcool a 70%, realizar o *flush* com 10 mL de soro fisiológico (SF) 0,9%, observando fluxo e refluxo do acesso venoso, resistência ou qualquer outra eventualidade. Após, certificar-se que o acesso venoso está pérvio, instalar o agente antineoplásico conforme checado em prescrição médica e no tempo determinado. A infusão deve ser monitorada a cada 15 minutos e interrompida caso o paciente apresente alguma queixa, sinal de extravasamento ou infiltração. Após o término da infusão, paramentar-se novamente, fazer o *flush* com 10 mL de SF 0,9% e heparinizar nos casos de cateteres venosos centrais. Realizar o descarte correto dos materiais conforme preconizado na instituição.

Administração de antineoplásicos via intramuscular

A administração de antineoplásicos via intramuscular é a aplicação dentro do tecido muscular, que respeita o volume e o tipo de medicamento. Essa via de administração permite que o medicamento seja absorvido pela corrente sanguínea mais rapidamente do que a via subcutânea e mais lentamente do que a via endovenosa.

É importante lembrar que essa via de administração tem algumas contraindicações que incluem não administrar em pacientes com pouca massa muscular ou nos casos que apresente sinais de hematoma, presença de lesão de pele ou infecção no local ou próximo do grupo muscular a receber a aplicação do agente antineoplásico. Ela requer uma atenção maior para pacientes com trombocitopenia (contagem de plaquetas < 50.000) ou em uso de anticoagulantes. Para aplicação de agentes irritantes ou de pH distante da neutralidade, utilizar técnica em *Z*, rodiziando os locais de aplicação se a terapia for prolongada.

Previamente à aplicação, o paciente deve ser orientado sobre o procedimento, riscos e desconfortos possíveis. Posteriormente o profissional deve-se paramentar conforme é preconizado, posicionar paciente adequadamente, realizar a escolha do músculo apropriado, fazer a antissepsia da pele, introduzir agulha em ângulo de 90°, aspirar o êmbolo para checar que não foi atingido o vaso sanguíneo, e injetar lentamente. Retirar agulha, realizar compressão local e ocluir com curativo. Orientar o paciente a monitorar sinais de eritema, edema ou dor no local e contatar a equipe de enfermagem e médica no qual realiza tratamento imediatamente. Realizar o descarte correto dos materiais conforme preconizado na instituição.

Administração de antineoplásicos via intrapleural

Essa via de administração é utilizada em casos específicos, em que o agente antineoplásico é instilado no espaço intrapleural por um médico habilitado, por meio de um cateter inserido por punção torácica.

Administração de antineoplásicos via subcutânea

Para a administração via subcutânea, orientar paciente sobre o procedimento, riscos e desconfortos possíveis, colocar a paramentação preconizada, posicionar paciente adequadamente, escolher a área apropriada, realizar a antissepsia da pele, fazer a prega cutânea, introduzir agulha em ângulo de 30° a 90° de acordo com o peso do paciente, aspirar o êmbolo para checar que não foi atingido o vaso sanguíneo, e injetar lentamente. Retirar agulha, realizar compressão local e ocluir com curativo. Orientar o paciente a monitorar sinais de eritema, edema ou dor local e contatar equipe de enfermagem e médica em que realiza tratamento imediatamente. Realizar o descarte correto dos materiais conforme preconizado na instituição.[15]

Administração de antineoplásicos via intra-arterial

A administração de antineoplásicos via intra-arterial é a infusão direta na artéria que irriga o tumor localizado em determinado órgão, sendo utilizada para tumores inoperáveis, em sua maioria tumores hepáticos. Pode ser realizada por meio da artéria cefálica, femoral, braquial, radial, hepática, carótida interna ou externa. Essa via de administração permite a infusão da quimioterapia em concentração mais alta diretamente no leito tumoral em *push* ou sob infusão contínua por bomba de infusão. Dentro dessa via de administração temos duas modalidades, a quimioembolização e a perfusão regional isolada ou infusão isolada do membro.[15]

A quimioembolização é a associação do agente antineoplásico com substância embolizadora, ou seja, após a administração da quimioterapia, faz-se a aplicação de uma esponja hemostática absorvível que promove assim uma ação local prolongada do quimioterápico em função da redução do fluxo sanguíneo.[15]

A perfusão regional isolada ou infusão isolada do membro consiste na administração do agente antineoplásico diretamente no membro (braço ou perna) envolvido por tumores ou metástases locorregionais, por meio de uma circulação extracorpórea associada à hipertermia, mantida entre 39°C e 40°C.

Para a administração do medicamento quimioterápico intra-arterial podem ser utilizados dois tipos de cateteres. O cateter totalmente implantado, o PORT-A-CATH® e o cateter temporário, o PICC (Catéter Central de Inserção Periférica), inserido nas artérias braquiais ou femorais.[15]

As infusões podem ser realizadas das seguintes maneiras:

- Infusão por meio de um cateter totalmente implantado (*Port-a-cath*), mais utilizado para o tratamento de tumores hepáticos.
- Infusão por meio de um cateter temporário (PICC), preferencialmente inserido na artéria braquial, pois se realizado na femoral restringe a deambulação, uma vez que este membro deverá permanecer imobilizado durante toda a infusão, que pode ser prolongada (46 h). Esse tipo de cateter geralmente é inserido em unidade de medicina intervencionista.
- A perfusão regional isolada é indicada em pacientes com sarcomas, em que o tratamento consiste em uma aplicação diretamente no membro afetado, por meio de uma veia ou artéria.
- A quimioembolização é indicada frequentemente para tratar os tumores hepáticos.

Orientações pré-procedimento

- Orientar o paciente sobre o jejum para passagem do cateter, quando indicado.
- Verificar se houve a suspensão de uso de anticoagulantes antes do procedimento, conforme prescrição médica e o tipo do anticoagulante.
- Orientar possíveis efeitos colaterais.

Orientações pós-procedimento

- Orientar o paciente sobre cuidados com o cateter, de acordo com o tipo de cateter implantado.
- Em caso de cateter temporário, imobilizar o membro durante a infusão e se for um cateter em artéria femoral, orientar o paciente a permanecer no leito em repouso e não fletir o membro inferior durante toda a infusão no período de quatro a seis horas após a retirada do cateter de PICC.

O profissional de enfermagem deve orientar o paciente sobre o procedimento, realizar a paramentação preconizada, monitorar os sinais vitais e nível de consciência do paciente, testar permeabilidade do cateter a ser utilizado, checar aspectos gerais do membro quanto à integridade e perfusão, manter cateter bem fixado e imobilizado. Durante a infusão do medicamento, verificar sinais vitais, local de inserção do cateter e pulso periférico a cada 30 minutos na primeira hora, em seguida, a cada uma hora, durante duas horas e manter vigilância a cada duas horas até a conclusão do procedimento. Após término da infusão, fazer *flush* com 20 mL de SF 0,9% e se for o caso, heparinizar o cateter utilizado. Orientar o paciente sobre possíveis efeitos colaterais esperados, como, por exemplo, febre, náusea, fadiga, encefalopatia, entre outros.[15]

■ Administração de antineoplásico intraperitoneal

A administração de medicamentos antineoplásicos na cavidade abdominal é chamada de intraperitoneal, pode ser no intraoperatório, por cateter de Tenckhoff ou após a cirurgia, por meio do PORT-A-CATH®. Mais comumente indicado para tumores de intestino e de ovário, tem como principais vantagens atingir células tumorais residuais microscópicas que eventualmente não seriam alcançadas pela quimioterapia sistêmica, assim como diminuir a toxicidade que a exposição sistêmica causaria. Deve ser considerado o risco de infecção associado ao cateter peritoneal, assim como o risco de obstrução intestinal e de peritonite química.[19]

A quimioterapia hipertérmica intraperitoneal, geralmente é realizada ainda no centro cirúrgico, logo após a retirada do tumor, mas pode ser realizada até cinco dias após.[20]

A medicação deve ser aquecida, preferencialmente em banho-maria, com o cuidado de não hiperaquecer para não provocar queimaduras no paciente.[20]

O paciente é posicionado em decúbito dorsal horizontal (DDH), é realizada a desinfecção do conector do cateter de Tenckoff e conectado o equipo da quimioterapia. Se o paciente tiver drenos na cavidade abdominal, estes devem ser fechados para que o quimioterápico não seja drenado, e aberto após o tempo determinado pela equipe médica. A infusão deve ser iniciada conforme o tempo programado e, durante o procedimento e por um período de 23 horas após (tempo de permanência do medicamento na região), o decúbito do paciente deve ser mudado para que o antineoplásico atinja toda a cavidade abdominal. Ao término da infusão, deve-se infundir, no cateter, 20 mL de SF 0,9%.[20]

Quando realizado por cateter de PORT-A-CATH®, a medicação deve ser aquecida da mesma maneira que é feito para o cateter de Tenckoff. O enfermeiro puncionará o cateter, conforme a técnica preconizada na instituição, porém, o cateter abdominal não reflui. Deve-se realizar a desinfecção do conector com álcool a 70% e infundir SF 0,9% antes de administrar a quimioterapia. A infusão do medicamento e as mudanças de decúbito ocorrem da mesma maneira.[19]

Em um estudo realizado com um grupo de mulheres portadoras de tumores ginecológicos e tratadas com quimioterapia intraperitoneal, observou-se que as complicações mais comuns relatadas são: dor, sensação de queimação e peritonite durante a infusão; e distensão abdominal desconfortável após a infusão. Dor e desconforto abdominal são relatados por até 85,7% dos pacientes que receberam acima de 2 litros de líquido na cavidade abdominal, além disso, podem ocorrer também, complicações com o cateter, o que pode levar a descontinuação do tratamento.[21]

Nesse caso, o profissional de saúde também está exposto ao risco ocupacional, e deve utilizar os EPIs preconizados: avental impermeável, dois pares de luva, óculos e máscara se houver risco de respingos. Para desprezar excretas de fluídos corporais destes pacientes, deve-se utilizar dois pares de luvas e avental impermeável.[18]

Administração de antineoplásicos via intratecal

A administração da quimioterapia diretamente no líquido cefalorraquidiano (LCR) é chamada de intratecal, por meio de punção lombar ou punção de cateter implantado no ventrículo (cateter de Ommaya), indicado para prevenção e tratamento de Carcinomatose Meníngea, Leucemia, Linfoma e Rabdomiosarcoma.[15]

No Brasil, o procedimento é realizado exclusivamente por médico habilitado, quando a punção for diretamente na lombar, mas pode ser realizado pelo enfermeiro, se for por meio do cateter de Ommaya, desde que este profissional tenha conhecimento técnico sobre o procedimento, segundo Orientação Fundamentada, publicada pelo Coren, 044/2016.[22]

Antes de realizar o procedimento, quando for por uma punção na lombar, é importante atentar-se ao valor de plaquetas do paciente e se este faz uso de anticoagulantes, para evitar sangramentos.[15]

A Academia Brasileira de Neurologia recomenda que o médico aplique o Termo de Consentimento Informado e Esclarecido, antes da punção liquórica, ao paciente e/ou acompanhante, dando ciência dos riscos, efeitos e precauções do procedimento.[23]

Antes da administração do medicamento, deve-se realizar a conferência e garantir que seja o fármaco correto para a via que será utilizada, a fim de evitar a administração inadvertida por via intratecal de medicações que só podem ser feitas por via parenteral, podendo levar a evento adverso com dano grave e com consequência fatal ao paciente, dependendo do medicamento, como, por exemplo, bortezomibe e vincristina. Os quimioterápicos mais comumente utilizados são o metotrexato e citarabina, porém recentemente tem sido usado o transtuzumabe também.[24]

O procedimento deve ser realizado com técnica asséptica e paramentação adequada do profissional da saúde utilizando luva estéril, máscara, gorro e avental, porém, se não for possível, deve ser usado, pelo menos as luvas estéreis e a máscara.[25]

Para punções na região lombar, o paciente deverá ser colocado em posição fetal (deitado, lateralizado, joelhos fletidos próximo ao peito e a cabeça fletida próxima aos joelhos) ou sentado com a cabeça fletida e os braços cruzados. Na administração pelo cateter de Ommaya, o paciente deve estar semissentado.[24]

Para administrar a quimioterapia intratecal, o profissional, médico ou enfermeiro, quando for administrar por cateter de Ommaya, realizará a antissepsia da pele no local com gaze estéril e solução de clorexidine em que será realizada a punção. Nos casos de punção na lombar, o médico pode fazer uma injeção anestésica local para minimizar a dor e posteriormente realizar a punção entre as vértebras L3 e L4 ou L4 e L5, com agulha calibre 20 ou 22 G e para a punção do cateter de Ommaya, utiliza-se geralmente butterfly 24-25G. Ao realizar a punção, o médico mede a pressão liquórica, aspira a quantidade necessária de líquor, geralmente entre 1 e 10 mL para avaliar o aspecto deste material e retira o líquor restante para equivaler ao volume de medicação que será injetado. Muitas vezes, no momento da punção, o médico aproveita para fazer coleta de líquor para exames, como análises bioquímicas e sorológicas, exames microbiológicos e pesquisa de células neoplásicas, entre outros.[15,25]

O próximo passo é administrar a quimioterapia, que é feita em bólus, lentamente, em torno de 10 minutos, para minimizar o risco de aumento da pressão intracraniana.[24]

Ao término da aplicação, deve-se remover a agulha e pressionar o local da aplicação com uma gaze estéril por alguns segundos. Em seguida, cobrir com um curativo estéril e orientar o paciente a manter esta cobertura por cerca de 24 a 48 horas. Após este período, retirar a cobertura e lavar o local diariamente com água e sabão neutro.[25]

Para os pacientes que fazem punção na lombar, o médico pode recomendar repouso após a aplicação, em DDH, por um determinado período definido por ele, a fim de evitar cefaleia ortostática.[26]

O paciente que tem cateter de Ommaya deve ser orientado a lavar o cabelo no dia da aplicação da quimioterapia intratecal, não coçar e evitar atritos diretos no local do dispositivo, assim como estar atento a sinais de infecção, como febre, tremores ou calafrios e procurar o serviço médico caso isto ocorra.[25]

Administração de antineoplásicos via intravesical

A administração de agente antineoplásico diretamente na bexiga por meio de cateterismo vesical é chamada de intravesical, indicado para o tratamento local de tumores de bexiga, após ressecção cirúrgica do tumor, a fim de minimizar o risco de recidiva.[27]

A maioria dos tumores de bexiga é tratada com procedimento cirúrgico, sendo a retirada do tumor urotelial, ressecção transuretral de bexiga, seguido de quimioterapia (18%), ou terapia biológica intravesical, Bacilos Calmette-Guerin (BCG) em 25% dos casos.[28]

Os medicamentos mais usados nesta aplicação são a BCG, mitomicina C, doxorrubicina, epirrubicina, thiotepa e gencitabina.[29]

O paciente deverá ser orientado a esvaziar a bexiga antes do procedimento e evitar tomar muito líquido por cerca de seis horas prévias, para não haver urgência miccional, considerando que após a instilação do quimioterápico na bexiga, o mesmo deverá permanecer sem urinar por duas horas.

O médico ou enfermeiro deverá realizar a sondagem vesical de alívio (SVA) seguindo as recomendações de técnica asséptica para sondagem, evitando contaminações e posteriores infecções do trato urinário. Se o paciente apresentar incontinência urinária, deve ser realizada sondagem vesical de demora (SVD), para que a sonda seja fechada e a medicação permaneça na bexiga pelo período indicado.[15]

A medicação antineoplásica é diluída em seringa de até 60 mL e deve ser administrada por meio da sonda de forma lenta e, em seguida, infundido 10 mL de SF 0,9%. Após a aplicação do quimioterápico, a SVA deve ser retirada e a SVD mantida até que se cumpra o período indicado de permanência da medicação.[16]

Se o paciente faz uso contínuo de diurético, deve ser discutido com a equipe médica a administração da dose no dia do procedimento, pois pode dificultar a capacidade de manter o controle miccional e não urinar antes do tempo necessário para que aconteça a ação do medicamento.[3]

Nestas duas horas em que o paciente estará com a medicação na bexiga, o mesmo deve ser orientado a realizar a mudança de posição a cada 15 minutos, em decúbitos laterais direito e esquerdo, posição dorsal e ventral, se o paciente não tiver restrição. Após as duas horas da aplicação, o paciente deverá desprezar a diurese e pode ser liberado.[3,15]

O paciente deve ser orientado a hidratar-se bem nas 48 horas seguidas para favorecer a eliminação do fármaco, utilizar preservativo na relação sexual e urinar sentado nas primeiras 24 horas para evitar contaminação do ambiente e informar a equipe médica ou assistencial caso ocorra febre, tremores, calafrios, disúria ou hematúria.[15,29]

Quanto ao risco ocupacional do profissional de saúde, a quimioterapia antineoplásica intravesical deve ser administrada utilizando os EPIs: avental, dois pares de luva, óculos e máscara e para desprezar a urina, deve-se utilizar dois pares de luvas e avental impermeável.[18]

Biossegurança

O risco de exposição aos agentes citotóxicos ocorre em qualquer fase, desde o preparo, administração e descarte, incluindo-se o manuseio de fluídos corpóreos durante a aplicação e até após 48 horas. Por isso, os profissionais devem fazer uso dos equipamentos de proteção individual (EPI) que compreende: avental impermeável, com frente resistente e fechado nas costas, manga comprida e punho justo; luvas não entalcadas cobrindo os punhos, óculos de proteção e máscaras com filtro de carvão ativado.[30]

No caso de acidentes com os profissionais de saúde em contato com quimioterápicos, eles devem lavar a área (pele e mucosas) com água corrente imediatamente, em chuveiro ou lava-olhos e, em seguida, serem encaminhado ao médico do trabalho e proceder à abertura do CAT (Comunicado de Acidente de Trabalho).[30]

As ações dos profissionais de enfermagem devem ser realizadas com eficiência, conhecimento técnico – científico e segurança, com o objetivo de evitar falhas em qualquer etapa do processo da administração de um agente antineoplásico ao paciente com câncer. No entanto, sabemos que o derramamento do medicamento antineoplásico pode ocorrer e precisamos estar aptos a identificar rapidamente o problema e saber como atuar com segurança, minimizando os riscos de exposição por inalação e contato, assim como os riscos ao ambiente e os possíveis danos ao paciente.

A Biossegurança é tratada na resolução RDC N 220, de 21 de setembro de 2004, anexo V. Ela regulamenta que o *kit* de derramamento deve conter, no mínimo, luvas de procedimentos, avental de baixa permeabilidade, compressas absorventes, proteção respiratória, proteção ocular, sabão, descrição do procedimento, formulário para o registro do acidente e recipiente identificado para recolhimento dos resíduos de acordo com RDC/ANVISA nº 33, de 25/2/2003.

Em casos de derramamento, deve-se seguir a regulamentação que preconiza que o responsável pela descontaminação se paramente antes de iniciar o procedimento. A área do derramamento, após identificação e restrição de acesso, deve ser limitada com compressas absorventes. Os pós devem ser recolhidos com compressa absorvente umedecida e os líquidos com compressas absorventes secas. O local deve ser limpo com água e sabão em abundância e se houver fragmentos, estes devem ser recolhidos e descartados conforme RDC/ANVISA nº 33, de 25/02/2003.

Imunoterapia

A imunoterapia é a modalidade terapêutica na oncologia que promove a estimulação do sistema imunológico por meio do uso de substâncias modificadoras da resposta biológica. Essa estimulação provoca reações imunológicas que podem ser resultantes da interação antígeno-anticorpo ou dos mecanismos envolvidos na imunidade mediada por células. A produção de anticorpos está relacionada com os linfócitos B, enquanto a imunidade mediada por células se relaciona com os linfócitos T. Os monócitos e os macrófagos também são células efetoras de imunidade e facilitam a atividade dos linfócitos T e de modificadores da resposta biológica, como a interleucina. Mais de setenta atividades biológicas diferentes são mediadas por produtos de linfócitos, monócitos e macrófagos. Esses mediadores podem ser classificados como fatores auxiliares, supressores, reguladores do crescimento e citotóxicos.[31]

O sistema imunológico é composto por dois tipos de células responsáveis pela resposta imediata e de curta duração (monócitos, macrófagos, células dendríticas e células natural killer), e as responsáveis pela resposta não imediata ou de memória (linfócitos B e linfócitos T).[15]

Uma resposta imune citotóxica eficiente e específica contra um tumor requer uma interação complexa e de rápida evolução entre vários tipos de células imunes no sistema imune adaptativo e inato. A "sinapse imunológica", fenômeno mais amplamente estudado na vigilância imunológica é a capacidade dos linfócitos T de distinguir os auto *versus* antígenos não próprios, que são apresentados pelas células apresentadoras de antígenos (APCs), como as células dendríticas. No geral, a atividade citotóxica de uma célula T CD8 + é regulada pela presença e orientação espacial de um conjunto de receptores estimuladores e inibitórios cuja expressão é regulada por uma miríade de citocinas.

Várias abordagens terapêuticas estão sendo estudadas para desencadear o sistema imunológico e controlar a malignidade. Essas abordagens incluem citocinas, células T (checkpoint inhibitors, agonism of costimulatory receptors), manipulação de células T, vírus oncolíticos, terapias direcionadas a outros tipos de células e vacinas.[32]

As imunoterapias podem provocar respostas clinicamente significativas e duradouras em vários tipos de tumores. Infelizmente, as taxas de resposta à imunoterapia ainda são modestas e, claramente, são necessários mais esforços para melhorar os resultados com esses tratamentos.[33]

Um fator-chave subjacente à resposta limitada observada em diversos estudos é a complexidade das interações entre o sistema imune do hospedeiro e a existência de múltiplos mecanismos redundantes de imunossupressão mediada por tumor. Além disso, a compreensão clara dos fundamentos da produção/manutenção do antígeno do tumor, a evolução antigênica e a heterogeneidade imunológica do tumor são essenciais.[33]

■ Tipos de imunoterapia

A imunoterapia é classificada em ativa e passiva, de acordo com as substâncias utilizadas e os seus mecanismos de ação.

Na imunoterapia ativa, substâncias estimulantes e restauradoras da função imunológica e as vacinas de células tumorais são administradas com a finalidade de intensificar a resistência ao crescimento tumoral podendo ser autóloga ou heteróloga.

Na imunoterapia passiva ou adotiva, anticorpos antitumorais ou células mononucleares exógenas são administrados, objetivando proporcionar capacidade imunológica de combate à doença.

Em 2017 a Oncology Nursing Society (ONS) publicou algumas recomendações para a administração dos imunoterápicos, com objetivo de envolver os profissionais para um adequado monitoramento dos pacientes, estabelecendo orientações que norteiam os procedimentos e regulamentam as práticas de administração desses novos medicamentos, assim como a promoção da administração segura reduzindo os erros e riscos. Como parte dessas recomendações afirmam que os enfermeiros necessitam de conhecimento básico sobre imunoterapia para cuidar com segurança e eficácia dos pacientes que recebem esses novos agentes. O profissional enfermeiro deve incluir a verificação do medicamento, a dose prescrita, a via de administração e conhecer os principais efeitos colaterais antes do início da aplicação.[34]

Sobre a administração dos imunoterápicos, ainda não se conhece os efeitos em longo prazo e os riscos potenciais desses agentes. Portanto, a ONS recomenda o tratamento da administração de agentes imunoterápicos com o mesmo nível de cuidado e vigilância que outros agentes antineoplásicos.

Entender os mecanismos de ação é essencial para determinar os riscos potenciais para o paciente, seus familiares e cuidadores, e os profissionais de saúde.

Os enfermeiros devem conhecer alguns conceitos importantes no que se refere ao tratamento com a imunoterapia. Primeiro, as reduções de dose não costumam ser uma opção nos planos de tratamento imunoterápico, o que difere das modalidades de quimioterapia. As doses de imunoterapia são dadas na íntegra ou mantidas completamente. Em segundo lugar, os planos de tratamento multimodal são cada vez mais populares na prática clínica e podem incluir imunoterapia, quimioterapia, radioterapia e/ou outros agentes imuno-oncológicos.[35,36]

Referências

1. Oncology Nursing Society. Clinical guide to antineoplastic therapy: a chemotherapy handbook. 2nd ed. Pittsburg: Gullatte; 2007.
2. Rodrigues AB, Martin LGRM, Moraes MW. Oncologia multiprofissional – Bases para a assistência. São Paulo: Manole; 1ª ed.; 2016.
3. Bonassa EMA. Conceitos gerais em quimioterapia antineoplásica. In: Bonassa EMA, Santana TR. Enfermagem em terapêutica oncológica. São Paulo (SP): Atheneu; 2005; 11-19.
4. Almeida VL, Leitao A, Reina LCB, et al. Câncer e agentes antineoplásicos ciclo celular específicos e ciclo celular não específicos que interagem com o DNA: uma introdução. Química Nova. 2005;8(1): 118-29.
5. Wilkes GM, Barton-Burke M. Oncology nursing drug handbook. Sudbury: Jones and Bartlet; 2010.
6. Saylor PJ, Smith MR. Metabolic complications of androgen deprivation therapy for prostate cancer. J Urol; 2009. May;181(5):1998-2006.
7. Hoff, PM, Diz MP, Pereira J, Testa L, Mak MP. Manual de condutas em oncologia. São Paulo: Atheneu; 2013.
8. Leveque D, Delpeuch A, et al. New anticancer agents: Role of clinical pharmacy services. Anticancer Reserarch; 2014; 34: 1573-1578
9. Helber, Henrique Alkalay et al. Pneumonite induzida por imunoterapia antineoplásica: relato de casos. Einstein (São Paulo), v. 16, n. 2, p. -, 2018.
10. Resolução Cofen nº 569/2018. Aprova o Regulamento Técnico da Atuação dos Profissionais de Enfermagem em Quimioterapia Antineoplásica. Disponível em www.cofen.gov.br. Consultado em 16/10/2018.
11. RDC/Anvisa 220/2004. Aprova o Regulamento Técnico de Funcionamento dos Serviços de Terapia Antineoplásica. Disponível em www.anvisa.gov.br. Consultado em 16/10/2018.
12. Norma Regulamentadora 32 – NR 32. Segurança e Saúde no trabalho em Serviços de Saúde. Disponível em www.guiatrabalhista.com.br. Consultado em 16/10/2018.
13. Agência Nacional de Vigilância Sanitária (ANVISA). Protocolo de segurança na prescrição, uso e administração de medicamentos. Brasília (DF): ANVISA; 2013.
14. Yarbro, Connie Henke; Wujcik, Debra; Gobel, Barbara Holmes. Cancer nursing. Jones & Bartlett Publishers, 2016.
15. Moura VT, editora. MOC – Manual de Oncologia Clínica do Brasil – Enfermagem. 1ª ed. São Paulo: Dendrix; 2017.
16. Cass, Yaakov; Connor, Thomas H.; Tabacknik, Alexander. Safe handling of oral antineoplastic medications: Focus on targeted therapeutics in the home setting. Journal of Oncology Pharmacy Practice, v. 23, n. 5, p. 350-378, 2017.
17. Rudnitzki, Theresa; Mcmahon, Diana. Oral agents for cancer: safety challenges and recommendations. Clinical journal of oncology nursing, v. 19, 2015.
18. NIOSH – List of Antineoplasic and Other Hazardous Drugs in Healthcare Settings, 2016. Disponível em: http://www.cdc.gov/niosh/docs/2016. Consultado em 24/10/2018.
19. Potter, Kamala L. et al. Intraperitoneal chemotherapy for women with ovarian cancer: nursing care and considerations. Clinical journal of oncology nursing, v. 12, n. 2, p. 265, 2008.
20. Marin et al., 2007. Marin K., Oleszewski K., and Muehlbauer P.: Intraperitoneal Chemotherapy: implications beyond ovarian cancer. Clinical Journal of Oncology Nursing 2007; 11: pp. 881-889.
21. Sun, Virginia Chih-Yi et al. "Toxicities, complications, and clinical encounters during intraperitoneal chemotherapy in 17 women with ovarian cancer." European journal of oncology nursing : the official journal of European Oncology Nursing Society 17 3 (2013): 375-80.
22. Orientação Fundamentada sobre Administração de Medicamento Intratecal, Coren/SP 044/2016. Disponível em portal.coren-sp.gov.br. Consultado em 01/11/2018.
23. Puccioni-Sohler, Marzia et al. Coleta do líquido cefalorraquidiano, termo de consentimento livre e esclarecido e aspectos éticos em pesquisa. Arq Neuropsiquiatr, v. 60, n. 3-A, p. 681-684, 2002.
24. Clement, Jessica M.; Holle, Lisa M. Safe Administration of Intracerebral Spinal Fluid Chemotherapy: Time for Guidelines. 2017.
25. Slavc, Irene et al. Best practices for the use of intracerebroventricular drug delivery devices. Molecular Genetics and Metabolism, 2018.
26. Santos, Regilane Aparecida Silva; De Almeida, Andreia Kely Rodrigues Cordeiro. Cefaléia pós raquianestesia e os possíveis fatores influentes: revisão de literatura. ANAIS SIMPAC, v. 7, n. 1, 2017.
27. Babjuk, Marko et al. EAU guidelines on non–muscle-invasive urothelial carcinoma of the bladder: update 2016. European urology, v. 71, n. 3, p. 447-461, 2017.
28. Desantis, Carol E et al. Cancer treatment and survivorship statistics, 2014. CA: a cancer journal for clinicians, v. 64, n. 4, p. 252-271, 2014.

29. Chou, Roger et al. Intravesical therapy for the treatment of nonmuscle invasive bladder cancer: a systematic review and meta-analysis. The Journal of urology, v. 197, n. 5, p. 1189-1199, 2017.
30. Gozzo TO. Cuidados de Enfermagem ao Paciente Oncológico. Rio de Janeiro: Elsevier Editora Ltda, 2013.
31. Ministério da Saúde. Instituto Nacional do Câncer. Imunoterapia. Controle do Câncer: uma proposta de integração ensino-serviço. Rio de Janeiro (RJ); 2018.
32. Shoushtari AN, Wolchok J, Hellman M. Principles of cancer immunotherapy. Post TW, ed. UpToDate, AM: Up toDate Inc. http://www.uptodate.com (Accessed on November 02, 2018).
33. Velcheti V, Schalper K. Basic Overview of Current Immunotherapy Approaches in Cancer. American Society of Clinical Oncology Educational Book. 2016: 298-308.
34. Wiley K, LeFebvre KB, Wass L et al. Immunotherapy Administration: Oncology Nursing Society Recommendations. Clinical Journal Oncology Nursing. 2017; 21(2):5-7.
35. Rubin KM. Understanding immune checkpoint inhibitors for effective patient care. Clinical Journal of Oncology Nursing. 2015; 19:709-17. doi: 10.1188/15.CJON.709-717.
36. Drake CG. Combination immunotherapy approaches. Annals of Oncology, 2012; 23 (Suppl. 8), viii41–viii46. doi:10.1093/annonc/mds262.

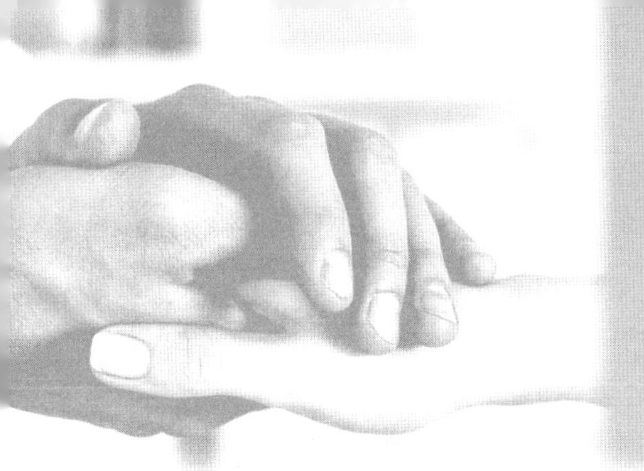

Capítulo 2

Sabrina Rosa de Lima Matos
Alexandre de Souza Barros
Valéria Mika Massunaga

Radioterapia

Introdução

A radioterapia é a modalidade terapêutica que utiliza radiação ionizante no tratamento do câncer, que pode também ser utilizada para alguns outros tipos de doenças benignas. É uma das três modalidades que compõe o tripé da assistência oncológica, junto com a oncologia clínica e cirurgia oncológica.[1-3]

A radiação é uma forma de energia emitida por uma fonte (radioisótopos como cobalto-60 ou aceleradores lineares) e que se propaga sob a forma de partículas ou de ondas eletromagnéticas.[1,2]

Segundo o Ministério da Saúde, estima-se que 2/3 dos pacientes com diagnóstico de câncer deverão receber radioterapia em algum momento do seu tratamento, quer de maneira isolada ou associada a outras formas de terapia oncológica.[4]

A principal indicação para radioterapia é o tratamento de neoplasias malignas e pode ser empregada de forma exclusiva quando utilizada isoladamente, combinada com quimioterapia (concomitante), neoadjuvante (pré-operatória) e adjuvante (controle local).[5]

A finalidade da radioterapia pode ser radical ou curativa, remissiva quando o objetivo for redução tumoral, profilática quando não houver volume tumoral presente mais com possibilidade de células neoplásicas dispersas, ablativa quando a finalidade for suprimir a função de alguma estrutura, como ovário, testículo ou medula óssea, por exemplo, e paliativa para remissão de sintomas tais como dor intensa, sangramento e compressões tumorais a órgãos vitais.[2,3,5,6]

A interação da radiação com a matéria pode levar a quebra do DNA e a morte celular. As células não neoplásicas têm maior capacidade de recuperação das injúrias causadas pela radiação por causa dos mecanismos de reparo dos danos às fitas do DNA.[6]

A utilidade terapêutica da radioterapia depende da sensibilidade de alguns tumores à radiação, do planejamento cuidadoso do tratamento, da prescrição da dose para minimizar danos ao tecido normal e da tolerância do paciente ao dano ocasionado pela radiação nas partes de alguns órgãos.[5,6]

Com o surgimento de imagens de alta resolução tornou-se possível uma melhor definição volume-alvo e a realização de tratamentos com maior precisão. Avanços tecnológicos resultaram no surgimento de técnicas como radioterapia de intensidade modulada (*Intensity Modulated Radiation Therapy* – IMRT), radioterapia guiada por imagem (*Image Guided Radiation Therapy* – IGRT), radioterapia com arcos volumétricos modulados (*Volumetric Modulated Arc Therapy* – VMAT), além de opções para controle de movimento respiratório.[2]

Para a execução de técnicas modernas, é exigido um processo complexo que envolve uma equipe multidisciplinar composta de médicos, físicos, técnicos, dosimetristas, enfermeiros e outros.[2]

Aplicação da radioterapia

A forma escolhida para utilização da radioterapia irá depender do tipo de tumor e estadiamento, e a classificação pode ser dividida em dois grupos: *teleterapia* e *braquiterapia*.[3,5]

Teleterapia

Também chamada de radioterapia externa, é a modalidade de tratamento em que a fonte de radiação encontra-se no mínimo à 20 cm de distância da superfície. Para esta modalidade de tratamento são utilizados equipamentos tais como unidades de Cobalto-60 e os aceleradores lineares (Figura 2.1).[3,5]

Figura 2.1
Acelerador linear.

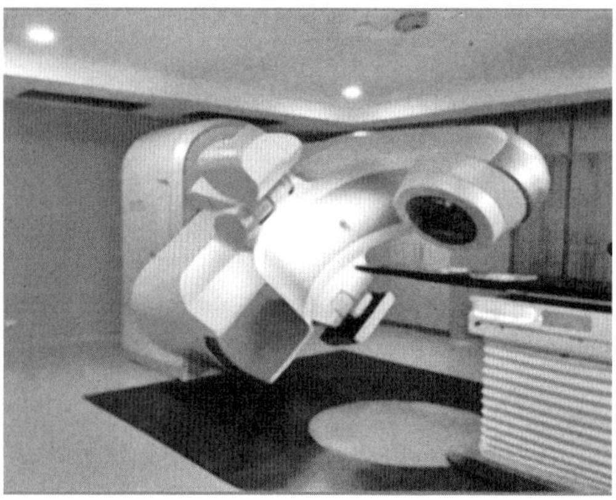

Fonte: autoria própria (Departamento de Radioterapia de Hospital Israelita Albert Einstein).

A radioterapia convencional é uma técnica também chamada de radioterapia bidimensional (2D). O planejamento do tratamento é realizado por meio de imagens planares, em campos de irradiação com base em referências ósseas e anatômicas visualizadas nestas imagens.[3,5]

Na radioterapia conformacional ou tridimensional (3D), o planejamento é realizado a partir de imagens tomográficas. Essas imagens quando comparadas com as planares empregadas na radioterapia convencional, permitem uma melhor definição da anatomia e do volume-alvo de tratamento, além de um planejamento computadorizado.[3,5]

Depois da aquisição das imagens para delimitar o volume-alvo e os órgãos de risco (estruturas próximas à área que será irradiada), posteriormente é realizado o planejamento a partir da reconstituição em 3D das estruturas delimitadas. Depois da finalização do planejamento, serão avaliados: a distribuição de dose de forma volumétrica e tridimensional, os histogramas de dose-volume que é importante para verificação de forma gráfica se está adequada a cobertura do volume de tratamento e será feita a análise dos limites de dose nos órgãos de risco.[2]

A radioterapia de intensidade modulada (IMRT) consiste em todos os passos descritos na radioterapia 3D com o incremento de que nesta técnica é possível se obter uma variação na intensidade da dose dentro de um mesmo campo de tratamento, o que acaba por permitir uma distribuição de dose bem mais restrita ao volume-alvo e uma consequente redução nas estruturas de risco, que proporciona um aumento de dose na região de interesse sem aumento de toxicidade.[1,2]

A radioterapia guiada por imagem (IGRT), não é uma técnica de planejamento ou de entrega de dose de radiação e sim uma ferramenta utilizada na localização do alvo, ou seja, um instrumento de precisão durante o tratamento. Ela pode ser utilizada associada à radioterapia convencional, radioterapia conformacional 3D ou IMRT.[1]

Outras formas de radioterapia externa podem incluir:[1,2]

- **Radiocirurgia**: foi criada inicialmente para lesões intracranianas, em que a alta dose de radiação ionizante é administrada em pequenos volumes usualmente em uma ou em poucas frações. Para radioterapia corporal esterotática corpórea ou extracraniana – SBRT, utiliza-se os princípios da radioterapia 3D, IMRT e IGRT associados ao tratamento com altas doses por fração e elevada precisão.
- **Radioterapia intraoperatória**: consiste em associar a aplicação de radioterapia à cirurgia no mesmo ato. Utilizada para irradiação do leito cirúrgico com dose única (alta dose), a depender do estadiamento e tipo histológico do tumor quando o rádio-oncologista e o cirurgião julgarem não existir fatores que mostrem maior benefício na utilização da radioterapia fracionada.
- **Radioterapia de corpo total (*Total Body Irradiation – TBI*)**: modalidade utilizada para condicionamento prévio ao TCTH (transplante de células-tronco hematopoiéticas) alogênico. O paciente é posicionado para tratamento a uma distância de 2 a 4 metros da fonte, é confeccionado uma proteção de chumbo para os pulmões, sendo que todos os demais tecidos recebem radiação, há possibilidade de ocorrer alterações que podem variar de leves a intensas, dentre elas pneumonite intersticial, nefropatia, alterações no crescimento e/ou desenvolvimento, infertilidade, neoplasias secundárias, hipotireoidismo, entre outras.
- **Radioterapia de pele total (*Total Skin Irradiation – TSI*)**: modalidade em que ocorre a irradiação de toda a pele por meio de eletroterapia. Esse tratamento é indicado para doenças, tais como: sarcoma de Kaposi cutâneo disseminado ou linfoma não Hodgkin (LNH) cutâneo de células T (micose fungoide) e requer acelerador linear de mais de 6 MeV com elétrons de baixa energia.

Braquiterapia

Consiste em uma técnica em que a fonte radioativa se encontra em íntimo contato com o tumor ou com a região a ser tratada. A palavra braquiterapia origina-se do grego (*brachys* = junto, próximo) e define uma modalidade em que grande concentração de dose de radiação é liberada na região de interesse para destruir as células tumorais, sem que um grande número de células normais seja afetado.[3,5,6]

Podem ser realizados implantes temporários ou permanentes por meio da utilização de placas radioativas, agulhas, tubos, fios ou pequenas sementes feitas de radionuclídeos. Nos temporários, a fonte radioativa é colocada dentro ou próxima ao local que deve receber a dose por um período de tempo específico e depois deve ser retirada. A radiação fica restrita somente à região, não afeta órgãos mais distantes e tem possibilidade de aplicação de doses maiores em intervalos menores.[3,5,6]

Nos definitivos, ocorre a colocação de sementes radioativas ou *pellets* (com tamanho aproximado de um grão de arroz) no tumor ou próximo a ele, de onde não serão removidas. Em semanas ou meses, essas sementes apresentam decaimento da atividade radioativa até zerar no local implantado, permanecerão inativas, sem nenhum efeito duradouro sobre o paciente.[3,5,7]

Implantes temporários também podem ser feitos com a utilização de sementes radioativas, como a braquiterapia oftálmica, por exemplo.[3,5,7]

Quanto as taxas dose, a braquiterapia podem ser divididas em:[3,5-7]

- **Altas taxas de dose (*High Dose Rate Brachytherapy* – HDR):** dose de irradiação – uma taxa acima de 12 Gy/h (unidade de dose absorvida).
- **Média taxa de dose (*Medium Dose Rate Brachytherapy* – MDR):** dose de irradiação – a taxa que fica entre 2 e 12 Gy/h.
- **Baixas taxas de dose (*low dose rate brachytherapy* – LDR):** dose de irradiação – a taxa que fica até 2 Gy/h.

Quanto aos locais de aplicação a braquiterapia pode ser classificada como:[3,5,6]

- **Intracavitária:** quando o material radioativo é colocado no interior do órgão, como nos casos de tratamento dos tumores ginecológicos, por exemplo.
- **Endoluminal**: nome dado quando a fonte radioativa é colocada na luz de um órgão tubular, como brônquio ou esôfago, por exemplo.
- **Intersticial:** o material radioativo é introduzido na área comprometida pela doença, normalmente por meio de cirurgia.
- **Braquiterapia por moldes de superfície**: nome dado a aplicação de materiais radioativos sobre a superfície externa do órgão.

Assistência de enfermagem nas etapas da radioterapia

No departamento de radioterapia o paciente passa por várias etapas do início ao final, sendo algumas delas: consulta de enfermagem, consulta médica, simulação, planejamento, tratamento e seguimento. Veja a seguir as descrições dessas etapas:

Consulta de enfermagem

A consulta de enfermagem é uma atividade privativa do enfermeiro e tem como objetivo identificar problemas de saúde/doença, intervir e colocar em prática ações de enfermagem que contribuam para a promoção da saúde, prevenção de doenças e agravos, recuperação do indivíduo, família e comunidade. O enfermeiro deve estar inserido nesse processo para participar de protocolos terapêuticos, desenvolver cuidados e transmitir orientações aos pacientes e familiares.[8,9]

A avaliação inicial de enfermagem é muito importante para que o enfermeiro crie vínculo com o paciente. Nesse momento, o enfermeiro faz um levantamento dos problemas de saúde do paciente, história do diagnóstico oncológico, identifica perfil socioeconômico, hábitos de vida, antecedentes pessoais, história familiar, comorbidades existentes, tratamentos realizados anteriormente, entre outros. Fatores que podem ser avaliados nesse momento são os riscos que possam comprometer a adesão do paciente ao tratamento. O exame físico nesse momento visa identificar as possíveis dificuldades no planejamento para o paciente, sendo algumas delas:[8,10-14]

- **Limitação de posicionamento**: pode ser identificada por problemas anteriores, tais como: acidente vascular cerebral (AVC), deficiência física, déficit cognitivo e dor (pacientes metastáticos), o enfermeiro deve estar atento pois o posicionamento é o fator principal para o sucesso da radioterapia, a identificação prévia da limitação do paciente auxilia na discussão para a melhor escolha de acessórios para simulação e reprodutibilidade no tratamento diário. Em pacientes que vão tratar a mama, a amplitude de abertura do braço é necessária para expor a mama a ser irradiada, caso a paciente tenha dificuldade a avaliação da fisioterapia é necessária.
- **Claustrofobia:** pode ser um fator limitante para os pacientes que utilizam máscara para imobilização, é necessário que o enfermeiro oriente o paciente sobre o tipo de máscara, qual material é utilizado e

informar que o uso da máscara não afetará sua respiração. Existem hoje no mercado, máscaras para pacientes claustrofóbicos, que deixa livre o nariz e/ou boca, e deve-se discutir com a equipe sobre a possibilidade da utilização dessas máscaras. A avaliação da psicologia é essencial neste momento, mesmo com todas as orientações, assim é possível que o paciente não consiga colaborar, a sedação/anestesia poderá ser necessária.

- **Marcapasso:** na presença do marcapasso é necessário solicitar a avaliação do cardiologista, que deve ser avaliado em conjunto com o rádio-oncologista para definição do monitoramento do paciente durante as aplicações de radioterapia. Existem protocolos para realização de radioterapia em portadores de marcapasso que classificam os riscos como: "Baixo Risco, Risco Intermediário e Alto Risco".
- **Paciente pediátrico:** a avaliação criteriosa nesta faixa etária é essencial, o enfermeiro deve avaliar junto com os pais qual a melhor forma para o tratamento diário. A abordagem lúdica é muito importante, pois pode minimizar a chances de um tratamento diário com a anestesia. Em geral, crianças muito pequenas (< 4 anos) irão fazer o tratamento com anestesia.
- **Traqueostomia:** pacientes com cânulas metálica, necessitam de troca prévia por uma cânula não metálica (p. ex., silicone) por causa dos fatores, tais como: artefatos em exames de imagens na radioterapia e intensificação de dermatite pericânula.

Consulta médica

Na consulta médica com o rádio-oncologista, será feita coleta de informações do paciente, definindo a proposta de tratamento (indicação, contraindicação e outras opções terapêuticas), serão dadas orientações sobre o tratamento proposto e os possíveis efeitos colaterais da radioterapia. O paciente consentindo o tratamento, deverá assinar um termo de consentimento livre esclarecido. A enfermagem neste momento auxilia o médico no exame físico do paciente, o rádio-oncologista depois da indicação do tratamento solicita o agendamento de simulação.[6]

Orientação pré-simulação

Pode ser necessário para a simulação do tratamento, a realização de preparo para o dia do procedimento:[7,11]

- **Preparo para simulação de próstata:** para os pacientes que irão tratar a próstata ou loja prostática, é necessário a orientação de dieta antifermentativa e hipogordurosa dias antes à data da simulação (que deverá seguir durante todo o tratamento). Para a simulação, a depender da rotina de cada serviço, são orientados laxantes no dia anterior do exame para garantir o reto mais vazio quanto possível. A bexiga deverá estar cheia, e a orientação é que o paciente que deverá beber de 3 a 4 copos de água, cuja ingesta deve iniciar 40 a 60 minutos antes da simulação.
- **Contraste na tomografia de planejamento:** pode ser necessária para a tomografia de planejamento da radioterapia a utilização de contraste iodado endovenoso e/ou oral. Nesse caso, deve ser aplicado o questionário de tomografia com contraste (*choyke*), realizar avaliação da função renal por meio do *clearance de creatinina,* levantar a história de administrações de contraste anteriores (alergias etc.) e orientar o jejum conforme rotina de cada instituição.
- **Outras situações:** pacientes que irão fazer a radioterapia na pelve, a depender do protocolo de cada instituição, poderão ser orientados sobre a realização da tomografia de planejamento e tratamento com a bexiga cheia. Pacientes que vão

tratar o abdome podem ser orientados a realizar jejum (3 a 4 horas) a depender de cada situação.

Simulação

Na fase da simulação a enfermagem estará presente nos casos com necessidade de administração de contraste iodado, verificará o questionário de tomografia com contraste antes do procedimento, para checar histórico de alergia, jejum, peso e cálculo do *clearance* de creatinina.[11,12,14]

A avaliação do acesso venoso é muito importante, pensando que o paciente oncológico tem uma rede venosa mais difícil devido a tratamentos anteriores com quimioterapia, o enfermeiro deve estar atento ao tipo de cateter, calibre do acesso e fluxo da bomba injetora de contraste, a fim de evitar extravasamento. Em outras situações o acompanhamento da enfermagem na simulação se faz necessário e estão citadas a seguir no tópico de teleterapia.[11]

Teleterapia

A radioterapia externa é realizada geralmente com única sessão diária, sendo cinco dias por semana de segunda a sexta-feira. É necessária a assistência de enfermagem no processo da teleterapia nas seguintes situações:[11,14]

- Pacientes com dificuldades de posicionamento (deficiência física, déficit cognitivo e cadeirante) devido ao risco de queda.
- Disfunções respiratórias com necessidade de oxigenoterapia durante a aplicação.
- Pacientes com dispositivos de assistência (pacientes internados).
- Necessidade de monitorização cardíaca devido ao protocolo de pacientes com marcapasso.
- Pacientes graves provenientes da semi-intensiva e UTI.
- Necessidade de anestesia durante a radioterapia.

Anestesia

Na radioterapia a colaboração do paciente para manutenção do posicionamento é o fator mais importante para realização da aplicação da radiação. As crianças que utilizam o meio lúdico, não conseguem ficar no aparelho sozinhas, principalmente < 4 anos de idade, podem necessitar da utilização de sedação/anestesia durante as aplicações de radioterapia. Os adultos que têm claustrofobia, agitação psicomotora, também podem necessitar de sedação/anestesia.[10,11]

Na anestesia a equipe de enfermagem precisa verificar juntamente com o anestesista a melhor escolha do tipo de anestesia que será realizada, a preparação dos materiais, monitorização (verificar como será a visualização do monitor na sala de comando), acesso venoso e manutenção das vias respiratórias. Para pacientes de que irão utilizar a máscara de imobilização, é importante na simulação verificar qual o tipo de dispositivo que será utilizado para manutenção das vias respiratórias, pois a substituição desse dispositivo durante o período de tratamento poderá dificultar o ajuste da máscara de imobilização.[14]

Orientação de enfermagem

Nesta etapa a consulta de enfermagem no início da radioterapia está voltada para orientações dos possíveis efeitos colaterais da radioterapia e desenvolver um plano de cuidados voltado para região a ser irradiada. O enfermeiro realiza as avaliações de risco para notificar os membros da equipe multiprofissional (nutrição, psicologia, odontologia, fonoaudióloga e fisioterapia).[8,11,12]

Revisão semanal

Durante a radioterapia os pacientes devem ter um acompanhamento pela equipe médica em revisões semanais, o ideal é que o enfermeiro também acompanhe semanalmente os pacientes, sendo monitorados e manejados os possíveis efeitos colaterais do tratamento.[14]

A seguir iremos descrever alguns cuidados relacionados à assistência de enfermagem em alguns procedimentos na radioterapia.

■ Braquiterapia intracavitária

Esta modalidade de braquiterapia é mais utilizada nos serviços de radioterapia, por fazer parte de protocolo de tratamento para pacientes com tumores ginecológicos, principalmente em tumores de colo uterino. A enfermagem tem atuação primordial, tanto no preparo da sala, como nas orientações aos pacientes.[7]

O enfermeiro deve verificar em conjunto com a SCIH (serviço de controle de infecção hospitalar) e CME (central de material esterilizado) do hospital, a melhor escolha no método de desinfecção e esterilização dos aplicadores vaginais e intrauterinos. Nas orientações aos pacientes, caso seja necessário anestesia, verificar medicamentos utilizados, orientação de jejum, tricotomia pubiana e orientação sobre a necessidade de sondagem vesical de demora para realização do procedimento. Depois do término da aplicação orientar sobre os efeitos agudos, sendo alguns deles sangramento discreto, disúria, e alterações do hábito intestinal, se necessário discutir com a equipe para tratamento farmacológico.[11,14]

■ Braquiterapia oftálmica

Na braquiterapia oftálmica a equipe de enfermagem direciona todo o fluxo do paciente. Na primeira consulta orienta data e horário de internação em leito com proteção radiológica. O enfermeiro é responsável pelo processo de esterilização da placa com as sementes radioativas juntamente com a equipe da física. A depender da instituição, os profissionais de enfermagem podem circular a sala cirúrgica no implante e na retirada da placa, acompanhar o paciente na RPA (recuperação pós-anestésica) e na internação a enfermagem é responsável pela orientação sobre medidas de radioproteção.[7]

■ Radioterapia intraoperatória

A radioterapia intraoperatória, como o nome já diz, envolve duas modalidades de tratamento: a cirurgia e a radioterapia simultaneamente.

O papel do enfermeiro é ajustar a logística dos dois procedimentos. No agendamento o enfermeiro deverá verificar o tempo de cirurgia, para tentar prever o horário para o transporte do paciente ao acelerador linear, é necessário reserva prévia de horário na máquina. Na etapa do transporte várias equipes são envolvidas, o enfermeiro deve pensar em todo trajeto que o paciente irá percorrer do centro cirúrgico até o acelerador linear, a equipe de SCIH deve estar envolvida para definir em conjunto o melhor fluxo, a fim de definir os cuidados relacionados a risco de infecção em ambiente não cirúrgico.[15,16]

Seguimento

Na consulta de alta o rádio-oncologista, o enfermeiro e a equipe multidisciplinar devem orientar o paciente sobre o planejamento de cuidados pós-tratamento, consultas de seguimento devem ser agendadas de acordo com a rotina de serviço.

Intervenções de enfermagem no manejo dos efeitos adversos da radioterapia

O enfermeiro do serviço de radioterapia está voltado a avaliar as toxicidades da pele e mucosas, sendo recomendado que essas avaliações sejam semanais e utilize uma escala de avaliação de toxicidades e assim permite o seguimento da evolução dos sintomas. Ele realiza orientações de cuidados com a pele e trata adequadamente de acordo com diretrizes para amenizar os efeitos adversos provocados pela radiação.[8,11,14]

Para uma padronização na avaliação das toxicidades faz-se necessário pelos membros da equipe multiprofissional a utilização de uma mesma escala de avaliação.

Entre as escalas para classificar o grau dos sintomas temos a *Acute Radiation Morbidity Scoring Criteria* focadas em efeitos agudos e desenvolvida pela *Radiation Therapy Oncology Group* (RTOG) e a *Late Radiation Morbidity Scoring Schema Criteria of Late Effects*, voltada para efeitos tardios, elaborada por *European Organisation for Research and Treatment of Cancer* (EORTC).

Outra escala também muito utilizada que contempla a avaliação clínica dos pacientes em tratamento concomitante com radioterapia e quimioterapia é o *Common Terminology Criteria for Adverse Events* (CTCAE) desenvolvido pelo *National Cancer Institute* (NCI) norte americano.[11,17,18]

Seguem na Tabela 2.1 os principais efeitos adversos monitorados durante a radioterapia por área anatômica, utilizando a escala de graduação CTCAE.

Os efeitos adversos também são classificados em agudos e tardios:[11,14]

- **Agudos:** aparecem em até 90 dias após o término da radioterapia, observados com mais frequência em tecidos de proliferação rápida (membrana mucosa, tecido hematopoiético e pele) e são reversíveis. Outros efeitos podem adquirir caráter de cronicidade como a mielossupressão, desidratação, fibrose, estenose, caquexia, enterite e cistite crônica.
- **Tardios:** surgem a partir de 90 dias após tratamento e acomete tecidos de proliferação lenta (sistema nervoso central e músculos) geralmente com efeitos permanentes como necrose tecidual, osteorradionecrose, cáries dentárias, estenose, fibrose (pulmonar e subcutâneo), alterações cardíacas, obstrução, catarata, retinopatia, déficit de crescimento e cognição, alterações auditivas e neurológicas, insuficiência renal, cistite, retite e mielite actínica, atrofia muscular, mutações genéticas e até desenvolvimento de uma segunda neoplasia.

Tabela 2.1
Descrição de toxicidades por área irradiada

Principais reações por área anatômica	
Mama • Dermatite por radiação • Linfático • Disfagia esofágica associada à radiação • Fadiga	**Tórax** • Dermatite por radiação • Tosse • Disfagia esofágica associada à radiação • Fadiga
Cabeça e pescoço • Dermatite por radiação • Disfagia faríngea associada à radiação • Mucosite devida à radiação • Secura na boca • Distúrbio do paladar • Fadiga	**Sistema nervoso central** • Alopecia • Dermatite por radiação • Cefaleia • Náuseas • Tontura • Fadiga
Pelve • Dermatite por radiação • Obstipação • Diarreia nos pacientes sem colostomia • Proctite • Disúria (dor à micção) • Fadiga	**Abdomen** • Dermatite por radiação • Náuseas • Diarreia nos pacientes sem colostomia • Dor abdominal ou cólica • Fadiga
Próstata • Dermatite por radiação • Obstipação • Diarreia nos pacientes sem colostomia • Proctite • Disúria (dor à micção) • Frequência/urgência urinária • Fadiga	**Pele** • Dermatite por radiação • Fadiga
***Total skin irradiation* (TSI) (irradiação total da pele)** • Dermatite por radiação • Linfático • Fadiga	

Fonte: elaborada por profissionais da radioterapia do Hospital Israelita Albert Einstein.

Dermatologia – pele

Dermatite por radiação – radiodermite

Radiodermite é um conjunto de lesões cutâneas provocadas por uma exposição excessiva à radiação ionizante, a qual leva à desidratação da pele que ocasiona complicações graves, como ulcerações ou complicações secundárias, como infecção local.

É considerada uma reação cutânea que está limitada ao campo de tratamento de radiação ou ao seu ponto de saída.[13-23]

A incidência de radiodermite com as novas tecnologias e modalidades de tratamento ainda não estão completamente esclarecidas, mas, 95% dos pacientes relatam algum grau de reação do sistema tegumentar a radioterapia. A radiodermite pode ser um efeito colateral limitante da dose, que resulta em atraso ou na interrupção do tratamento do câncer, além de dor significativa e limitação das atividades habituais de vida.[19]

Os danos à pele iniciam-se com doses de radiação em torno de 2.000 e 2.500 cGy, frequentemente na segunda e terceira semana de radioterapia. No tratamento concomitante com quimioterapia os danos tendem a se agravar na terceira semana em virtude de a pele ser radiossensível e a aplicação diária enfraquecer a integridade da pele que está no campo de tratamento.[17-19]

A severidade das reações de pele ocorre por causa de fatores relacionados à radiação, como dose total, esquema de fracionamento, energia da radiação (tipo de equipamento), volume de tecido irradiado e radiossensibilidade do tecido envolvido. Outros fatores relacionados aos pacientes como idade, tabagismo, comorbidades e tratamento antineoplásico concomitante podem interferir nas reações de pele, por causa da alteração do processo de cicatrização.[17-19]

Segue na Tabela 2.2 a graduação de radiodermite pela escala de toxicidade RTOG (*Radiation Therapy Oncology Group*).[11]

Na prevenção ou tratamento de reações de pele não há evidências sólidas na literatura que forneçam subsídios para elaboração de um protocolo clínico, cada instituição deverá elaborar seu manual de condutas embasado em literatura atualizada.

Para o manejo de reações de pele na presença de eritema e descamação seca devemos promover conforto local, redução da inflamação e prevenção de trauma na área de tratamento. Na descamação úmida além desses, a manutenção da umidade da pele, manejo da dor e prevenção de infecção, a escolha do curativo poderá ser realizada levando-se em consideração a localização, extensão da lesão e interrupção ou não do tratamento. Atualmente temos no mercado os curativos a base de espuma, hidrocoloide, hidrogel, entre outros e podemos citar também a sulfadiazina de prata 1% para tratamento da descamação úmida.[18,20,24,25]

Durante o tratamento radioterápico é necessário que o enfermeiro reconheça esses danos e oriente os pacientes e seus familiares enfatizando os seguintes cuidados:[14]

- Manter a pele a ser tratada sempre limpa, seca e livre de irritações.
- Lavar suavemente a área de tratamento e utilizar preferencialmente sabonete neutro.
- Secar a área com toalha macia suavemente sem fricção.
- Não esfregar, coçar ou massagear a área de tratamento para evitar agressão mecânica.

Tabela 2.2
Graduação de radiodermite

Grau 0	Grau 1	Grau 2	Grau 3	Grau 4
Sem reação	Eritema leve, descamação seca, epilação, sudorese diminuída	Eritema moderado, brilhante, dermatite exsudativa em placas e edema moderado	Dermatite exsudativa além das pregas cutâneas, edema intenso	Ulceração, hemorragia, necrose

- Se optado pelo uso de desodorante na axila do lado irradiado, recomendar desodorante sem perfume, sem álcool e preferencialmente sem alumínio na sua formulação.
- Evitar uso de cera quente para depilações, lâmina de barbear ou navalha nas áreas pilosa, se necessário utilizar barbeador elétrico durante o tratamento.
- Proteger a área irradiada contrapressão, fricção, calor, frio e irritação.
- Evite o uso de sutiã ou roupas apertadas de material sintético, dar preferência para tecidos de algodão que são menos irritantes.
- Não expor a área de tratamento ao sol durante o tratamento e por um período de seis meses a um ano após o término, conforme avaliação da equipe.
- Evitar banho de piscina e mar durante o tratamento e até 30 dias após o término (recuperação total da pele).
- Estimular ingesta hídrica de 2 a 3 litros por dia se não houver contraindicação clínica.
- Hidratar a área irradiada de 2 a 3 vezes por dia com creme hidratante de escolha da instituição após avaliação e indicação do enfermeiro.

Alopecia

É um efeito dermatológico indesejado que acomete a área que esta sendo irradiada e relacionada à dose total de radiação local. A alopecia é temporária nas doses entre 1.500 e 3.000 cGy e o cabelo volta a crescer em alguns meses após término do tratamento. Pode ser permanente nas doses acima de 4.500 cGy e comum o aparecimento de eritema e descamação em região periauricular e nuca.[11,14]

Assim sendo, o enfermeiro deve orientar o paciente e familiar quanto aos seguintes cuidados direcionados à higiene do couro cabeludo tais como:

- Lavar a cabeça em dias alternados com xampu neutro sem esfregá-los e secar com toalhas macias.
- Utilizar escovas de cerdas macias.
- Evitar tinturas (amônia), descoloração dos cabelos, mousse, gel, *sprays* e outros produtos químicos.
- Evitar secador elétrico e chapa para alisamento de cabelo por causa do calor, se for utilizar secador, usar com ar frio.
- Estimular uso de bonés, chapéu, gorros, lenços, para proteger couro cabeludo da exposição solar.
- Evitar banho de mar e piscina durante a radioterapia.
- Manter a cabeça descoberta o maior tempo possível quando estiver em casa.
- Hidratar a área irradiada quando alopecia instalada de 2 a 3 vezes por dia com creme hidratante de escolha da instituição.

Os demais manejos das toxicidades neurológicas, gastrointestinais, hematológicas, entre outras, são tratadas da mesma maneira, como citado no Capítulo 4.

Estenose vaginal

Na literatura, a estenose vaginal é mais citada em pacientes que realizaram radioterapia pélvica por tumores ginecológicos, sobretudo para pacientes com tumores de colo uterino. Também devemos ficar atentos a pacientes que realizaram radioterapia pélvica para tumores colorretais e anais, pois por causa da localização anatômica podem receber dose de radiação em canal vaginal.[26]

A estenose vaginal pode ser identificada por um estreitamento do canal vaginal, diminuição da lubrificação, que causa dispareunia e dificuldade para exames ginecológicos futuros, esses efeitos podem ocorrer meses ou anos após radioterapia pélvica. Há evidências na literatura de que o uso regular de dilatadores pode evitar ou minimizar a estenose vaginal por limitar o desenvolvimento de aderências e separar as paredes do canal vaginal.[26,27]

Em 2019, foi publicado um consenso brasileiro para prevenção de estenose vaginal em pacientes submetidas à radioterapia pélvica que utilizou como base em um consenso holandês, ele é composto por sete categorias sendo elas: "responsabilidade, população-alvo, dilatador vaginal, justificativa, conteúdo das orientações, provisão de informação e apoio à paciente".[28]

Veja a seguir alguns itens validados no consenso:

- A recomendação quanto ao tipo de dilatador vaginal a ser usado deve ser individualizada, de acordo com as seguintes opções: prótese peniana, dilatadores de plástico, dilatadores de silicone e/ou de outro material adequado para a região vaginal.
- Os dilatadores vaginais indicados devem permanecer inseridos por pelo menos 5 a 10 minutos, duas a três vezes por semana, por tempo indeterminado, de acordo com necessidade de cada paciente (atividade sexual e/ou seguimento clínico).
- A enfermeira oncologista deve prestar apoio emocional e prático à paciente ao longo de todo o processo de reabilitação sexual.

Considerações finais

Esta modalidade terapêutica ocasiona reações que são inevitáveis no decorrer do tratamento. O enfermeiro tem papel fundamental na educação em saúde, sobretudo, em relação a oferecer conhecimento e estimular estratégias de autocuidado para o manejo de efeitos indesejados decorrentes da radioterapia, para colaborar com as ações do time multidisciplinar.

Referências

1. Almeida CA, Haddad CK, Ferrigno R. A evolução técnica da radioterapia externa. In: Radioterapia Baseada em Evidências: recomendações da Sociedade Brasileira de Radioterapia (SBRT). São Paulo: Lemar. 2011:21-6.
2. Gondim GRM. Novas Tecnologias em Rádio-oncologia. In: Morikawa L. Radioterapia Contemporânea – Volume 2. Série Câncer. 1ª ed. Rio de Janeiro: Atheneu. 2018:1-6.
3. Rodrigues AB, Miyahira RC. Bases da Radioterapia. In: Rodrigues AB, Martin LGR, Moraes MW. Oncologia Multiprofissional: bases para a assistência. 1a Ed. São Paulo: Manole. 2016:217-35.
4. Brasil. Ministério da Saúde. Instituto Nacional de Câncer. Ações de enfermagem para o controle do Câncer: Uma proposta de integração ensino-serviço [livro eletrônico]. Rio de Janeiro: INCA; 2008. Bases do tratamento; p. 377-88 [citado 2018 Out 30]. Disponível em: HTTP://www.inca.gov.br/enfermagem/docs/cap7.pdf
5. Novaes PERS. Radioterapia. In: Brentani MM, Coelho FRG, Iyeyasu H, Kowalski LP. Bases da Oncologia. 1a Ed. São Paulo: Lemar. 1998:441-54.
6. Zangrandi ML. Introdução à Radioterapia. In: Marques CTQ. Cancer 360°: orientações médicas. Recife: Carpe Diem; 2014:266-83.
7. Bon, MCD, Trigo, KC. Braquiterapia – cuidados de enfermagem. In: Moura VT, Meira, AOS. MOC Manual de Oncologia Clínica do Brasil Enfermagem. São Paulo: Dendrix; 2020. p.237-44.
8. Andrade KBS, Francz ACL, Grellmann MS, Belchior PC, Oliveira JA, Wassita DN. Consulta de enfermagem: avaliação da adesão ao autocuidado dos pacientes submetidos à radioterapia. Rev enferm UERJ, Rio de Janeiro, 2014 set/out 22(5):622-8.
9. Conselho Regional de Enfermagem – COREN. Principais Legislações para o exercício da enfermagem. [citado 2018 Out 30]. Disponível em: https://www.ons.org/practice-resources/pep/radiodermatitis
10. D'Angio GJ. Radioterapia. In: D'Angio GJ, Sinniah D, Meadows AT, Evans AE, Pritchard J. Pediatria Oncológica Prática. Rio de Janeiro: Rev inter; 1995:175-83.
11. Silva AM, Santos DV, Baia WRM. Princípios de Enfermagem em Radioterapia. In: Salvajoli JV, Souhami L, Faria SL. Radioterapia em oncologia. 2ª ed. São Paulo: Atheneu. 2013:321-32.
12. Souza NR, Santos ICRV, Bushatsky M, Figueiredo EG, Melo JTS, Santos CS.Atuação de enfermeiros em serviços de radioterapia. Rev enferm UERJ, Rio de Janeiro. 2017; 25:e26130.
13. Sant'Anna JRM. Marcapasso Cardíaco Cardioversor – Desfibrilador implantável – Orientações

para realização de procedimentos diagnósticos e terapêuticos. Revista da Sociedade de Cardiologia do Rio Grande do Sul, Ano XVI nº 12 Set/Out/Nov/Dez. 2007.

14. Bon, MCD, Pires, AMT. Radioterapia-modalidades de tratamento e cuidados de enfermagem. In: Moura VT, Meira, AOS. MOC Manual de Oncologia Clínica do Brasil Enfermagem. São Paulo: Dendrix. 2020:225-32.
15. Martiniano, KCT Bom, MCD. Radioterapia intraoperatória. In: Moura VT, Meira, AOS. MOC Manual de Oncologia Clínica do Brasil Enfermagem. São Paulo: Dendrix. 2020:233-36.
16. Alves P. Radioterapia intraoperatória e neoplasia da mama. Revista Portuguesa de Cirurgia. 2013; 27:95-98.
17. Schneider F, Pedrolo E, Lind J, Schwanke AA, Danski MTR, et al. Prevenção e Tratamento de Radiodermite:Uma Revisão Integrativa. Cogitare Enferm.2013; 18(3):579-86.
18. Schneider F, Danski MT, & Vayego SA. Usage of Calêndula officinalis in the prevention and treatment of radiodermatitis: A randomized double-blind controlled clinical trial. Revista da Escola de Enfermagem da USP. 2015; 49:221-8.
19. ONS.Oncology Nursing Society. 2017. Radiodermatitis.; [citado 2018 Out30]. Disponível em: https://www.ons.org/practice-resources/pep/radiodermatitis.
20. Meghrajani CF, Co HS, Arcillas JG, Maano CC, & Cupino NA. A randomized, double-blind trial on the use of 1% hydrocortisone crean for the prevention of acute radiation dermatitis. Expert review of Clinical Pharmacology. 2015; 9:483-91.
21. Pires AMT, Segreto RA, Segreto HRC. Avaliação das reações agudas da pele e seus fatores de risco em pacientes com câncer de mama submetidas à radioterapia. Rev Lat Am Enfermagem. 2008; 16(5) HYPERLINK "http://www.eerp.usp.br/rlae" www.eerp.usp.br/rlae (online)
22. Leite FMC, Ferreira FM, Cruz MAS, Lima EFA, Primo CC. Diagnósticos de enfermagem relacionados aos efeitos adversos da radioterapia. Rev Min Enferm. 2013 out/dez; 17(4):940-5.
23. Lopes ACCS, Cabral, EP. Dermatites actínicas. In: FerrignoR. Radioterapia baseada em evidências: recomendações da sociedade brasileira de radioterapia.São Paulo: Lemar. 2011:493-4.
24. Hemati S, Asnaashari O, Sarvizadeh M, Moltlagh BN, Akbari M, Tajvidi M, & Gookizadeh A. Tropical siler sulfadiazine for the prevention of acute dermatitis during irradiation for breast cancer. Supportive Care in Cancer. 2012; 20(8):1613-8.
25. Olsen DL, Raub WJr, Bradley C, Johnson M, Macias JL, Love V, & Markoe A. The effect of aloe vera gel/mild soap versus mild soap alone in preventing skin reactions in pacients undergoing radiation therapy. Oncology Nursing Forum. 2001.
26. Bruner DW, Lanciano R, Keegan M, Corn B, Martin E, Hanks GE. Vaginal stenosis and sexual function following intracavitary radiation for the treatment of cervical and endometrial carcinoma. Int J Radiat Oncol Biol Phys. 1993;27(4): 825-30.
27. Mirabeau-Beale K, Hong TS, Niemierko A, Ancukiewicz M, Blaszkowsky LS, Crowley EM, et al. Clinical and treatment factors associated with vaginal stenosis after definitive chemoradiation for anal canal cancer. Pract Radiat Oncol. 2015;5(3): e113-e118.
28. Matos SR, Cunha ML, Podgaec S, Weltman E, Centrone AF, Nunes AC. Consensus for vaginal stenosis prevention in patients submitted to pelvic radiotherapy. Plos One. 2019;14(8):e0221054.

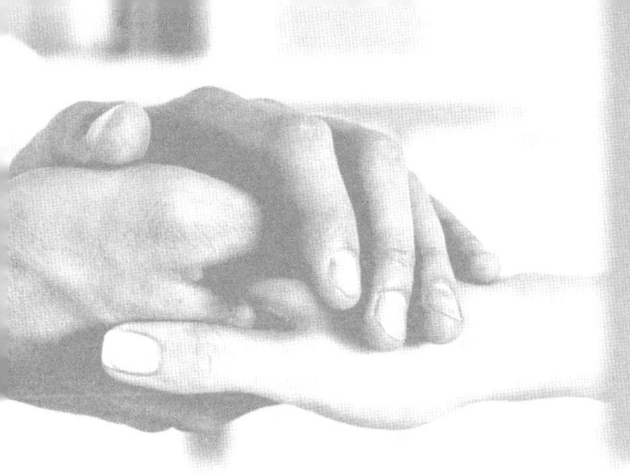

Capítulo 3

Lidiane Soares Sodré da Costa
Gabriela Rocco de Sá

Transplante de Medula Óssea

Introdução

O transplante de células-tronco hematopoiéticas (TCTH) é uma modalidade de tratamento, que visa enxertar a célula-tronco hematopoiética (CTH), depois de um regime de condicionamento com agentes antineoplásicos em altas doses, com ou sem adição de radioterapia.[1]

O TCTH é indicado para doenças hematológicas malignas e não malignas, imunodeficiências, erros inatos do metabolismo, tumores sólidos, além de doenças autoimunes.[1,2]

O objetivo da terapêutica consiste em corrigir um defeito da medula óssea e/ou restaurar a função medular, o que não seria possível sem o resgate hematopoiético. Outro objetivo dessa modalidade nos casos alogênicos é o efeito imunológico enxerto contra leucemia/linfoma, mediado pelas células T do doador.[1]

Tipos de transplante

O TCTH pode ser classificado como alogênico, nos casos em que a medula óssea provém de doador (aparentado ou não aparentado ou haploidêntico), singênico (doador gêmeo univitelino), e autólogo quando a CTH enxertada é do próprio paciente.[1]

A fonte de células pode ser advinda da medula óssea, sangue periférico ou sangue do cordão umbilical.[1]

Regimes de condicionamento

O regime preparativo ou de condicionamento, é a etapa prévia utilizada para preparar o paciente para receber as células-tronco. São utilizados agentes antineoplásicos em altas doses, com ou sem radioterapia, a fim de erradicar a doença existente e nos casos alogênicos induzir a imunossupressão do receptor para aceitar o enxerto. Existem inúmeros tipos e drogas utilizadas, de acordo com o tipo de doença, de transplante e situações pré-clínicas. É também na fase de condicionamento que se inicia o uso de imunossupressores sistêmicos.[1,3]

Os objetivos no transplante alogênico são a erradicação da doença e criação de ambiente favorável para estabelecimento e proliferação das células progenitoras, além da supressão do sistema imune para prevenção de rejeição do enxerto e doença do enxerto contra o hospedeiro (DECH). No transplante autólogo não é necessário o efeito imunossupressor, no entanto permanece os objetivos antitumorais e ablativos.[1,3]

Os regimes podem ser classificados em mieloablativos, quando se combinam agentes em doses maciças, que seriam habitualmente letais sem a infusão posterior das CTH. Ou não mieloablativos e de intensidade reduzida, que visam permitir a enxertia e reduzir a toxicidade.[1–3]

Para essa decisão, são avaliados previamente riscos e benefícios, como índice de recidiva, doença do enxerto contra o hospedeiro, além das características clínicas: *performance status*, diagnóstico, comorbidades, idade do paciente e estádio clínico.[2]

Avaliação pré-transplante de células-tronco hematopoéticas

A avaliação pré-transplante do receptor é essencial para informar a indicação precisa do TCTH, o melhor esquema de condicionamento, fonte de células tronco e esclarecer sobre toxicidades no pós-transplante, entre outras eventuais dúvidas. O momento ideal para sua realização é em torno de seis semanas antes do TCTH em ambulatório. Se não houver essa possibilidade, pode ser realizada em regime de internação, em caráter de exceção.[4,5]

Importante lembrar que é realizada por equipe multidisciplinar especializada em TCTH incluindo preferencialmente: médico, enfermeiro, nutricionista, farmacêutico, dentista, psicólogo e assistente social, e o registro de suas avaliações devem estar disponíveis para acesso de todos os profissionais envolvidos.[4,5]

A partir da decisão tomada para realização do TCTH, cada sistema e órgãos devem ser avaliados individualmente, bem como *performance status* prévio, histórico e presença de comorbidades.

Deve ser realizado exame físico completo com atenção especial ao status da doença de base (causa de indicação do TCTH), função pulmonar, renal, cardíaca, neurológica e integridade da pele.[4]

O papel do enfermeiro na avaliação pré-transplante inclui exame físico, entrega de manual com explicações sobre o TCTH, orientações sobre alopecia, possibilidade de troca e/ou colocação de cateter venoso central de longa ou curta permanência (de acordo com o tipo de transplante), exposição das regras institucionais durante o período de acompanhamento hospitalar como restrição de visitas, estrutura e materiais disponíveis, composição da equipe e suas atribuições com início de estabelecimento de vínculo, esclarecimento de dúvidas sobre todas as fases do transplante: pré, intra e pós. Para pacientes pediátricos é sugerido à utilização de recursos lúdicos a fim de facilitar o entendimento do processo do tratamento.[4]

Fatores de risco psicossociais também devem ser levados em consideração: muitas vezes o paciente é o provedor do domicílio, ou então não tem cuidadores disponíveis para auxiliá-lo com o processo pós-TCTH. Esses fatores podem colaborar como avaliação preditiva da capacidade do paciente em aderir as orientações médicas bem como ao tratamento medicamentoso, além de avaliar o suporte familiar do candidato ao transplante, condições de moradia/higiene e, posteriormente, retorno à ocupação se for o caso.[6]

A avaliação também se mostra útil para equipe médica, no sentido de predizer complicações precoces pós-TCTH. Segundo Shibazaki et al., há evidências de vantagens no uso da ferritina sérica pré-transplante em avaliações de risco de TCTH alogênico. Além disso, marcadores preditivos de sobrevida global e mortalidade não relacionada à recidiva, são importantes guias de tomada de decisão.[6,7]

É fundamental que o paciente e/ou seus responsáveis sejam orientados sobre todos os aspectos do TCTH, seus riscos e benefícios. O consentimento livre e esclarecido deve ser assinado antes de se iniciar qualquer procedimento relacionado ao tratamento.[4,5]

Principais complicações

Durante o processo de transplante, a medula óssea torna-se aplásica e o sistema imunológico não funcionante, cujo reestabelecimento gradual se faz a partir da enxertia neutrofílica, porém a recuperação imunológica total ocorre em diferentes fases. Os granulócitos alcançam números normais geralmente entre os três primeiros meses depois do transplante e a recuperação da imunidade humoral e celular é lenta, que pode não ser completa mesmo em dois anos, principalmente em pacientes portadores de DECH crônica (uso por mais tempo de imunossupressores, corticoides etc.).[1,2]

Neste cenário, é muito importante o estudo acerca de uma série de complicações que tanto o processo de aplasia, quanto o pós-transplante pode trazer e impactar na qualidade de vida destes pacientes.

Mucosite

A maior parte dos pacientes que é submetida à um regime de condicionamento mieloablativo, poderá desenvolver a mucosite em algum grau (76% de chance). Na cavidade oral, provém de um efeito citotóxico direto e manifesta-se como eritema e ulcerações da mucosa, sendo muitas vezes necessária terapia endovenosa com opioides, além de causar alterações importantes na ingesta diária de nutrientes (Tabela 3.1).[8]

Fatores de risco como idade, estado nutricional, diagnóstico e higiene/condições bucais previamente e durante o tratamento, vão interferir no desenvolvimento e gravidade da mucosite.[8]

Um estudo meta-analítico foi realizado por Yang C et al., para identificar evidências em ensaios clínicos randomizados, na aplicação tópica de mel natural puro na mucosa oral. O braço de tratamento com mel aumentou significativamente o efeito terapêutico da mucosite moderada à grave, induzida por quimioterapia/radioterapia.[9]

Muitas pesquisas, portanto, são realizadas neste contexto de prevenção e tratamento, para tentar evitar tempo de internação, aumento de custos, infecções oportunistas e adequar o controle álgico e a qualidade de vida do paciente. Algumas profilaxias estão disponíveis para esta condição, como a laserterapia de baixa intensidade e a crioterapia, mas nenhum deles pode impedir completamente a sua ocorrência.[8,10]

Infecções

O paciente submetido ao TCTH, geralmente caracteriza-se por ter sido previamente submetido a tratamentos imunossupressores e/ou ser politransfundido. Este cenário pré-transplante, por si só já acarreta no aumento da susceptibilidade à toxicidade dos regimes citotóxicos.[1]

Infecções são muito comuns, resultantes da reação desencadeada pelo regime de condicionamento, associada à terapêutica imunossupressora, e os sítios de infecção mais acometidos são: trato gastrointestinal, orofaringe, pulmões, pele e cateter. O uso de medicamentos antivirais e antibacterianas assim como imunomoduladores é utilizado como esquema profilático, porém o risco infeccioso persiste e varia em cada etapa do transplante.[11]

Tabela 3.1
Escala de graduação de mucosite da WHO

Toxicidade	Grau 0	Grau 1	Grau 2	Grau 3	Grau 4
Mucosite	Sem alteração	Eritema	Eritema e Úlcera. A dieta sólida é tolerada	Eritema e Úlcera. A dieta liquida é tolerada	Eritema e Úlcera. O paciente não consegue se alimentar

Fonte: *WHO World Health Organization.*

Durante o processo do TCTH, há dias de prolongada pancitopenia, que aumenta o risco de infecção fúngica, por exemplo. No pós-transplante imediato, são comuns as infecções bacterianas por gram-positivos e negativos, bem como por herpes simples. Temos também a incidência tardia de diversos tipos de infecções. Nesse cenário, cabe a ampla profilaxia tanto com medicamentos, como cuidados de enfermagem, controle do ambiente, orientações ao paciente e acompanhante.[11,12]

Síndrome obstrutiva sinusoidal (SOS)

A SOS, também conhecida como doença veno-oclusiva é uma complicação pós TCTH, geralmente se desenvolve cerca de três semanas pós a infusão celular, embora 15 a 20% possam ocorrer mais tarde.[11]

Os metabólitos tóxicos gerados pelo regime de condicionamento danificam o endotélio sinusoidal. A luz venosa estreita progressivamente e o fluxo venoso das vênulas intra-hepáticas é reduzido, que resulta em hipertensão portal pós-sinusoidal, com lesão subsequente dos hepatócitos e sinusoides adjacentes.[13]

Esse processo fisiopatológico leva à síndrome clínica de SOS, que se manifesta com ganho de peso, retenção de líquidos com ascite, hepatomegalia dolorosa, icterícia, hiperbilirrubinemia.[13]

A incidência de SOS/VOD varia de 5 a 55%, a depender da intensidade do regime de condicionamento, o tipo de transplante e a presença de fatores de risco.[11,13]

Biópsia por via transjugular pode ser necessária em casos limitados, para auxiliar o diagnóstico diferencial com DECH, hepatites virais, fúngicas ou medicamentosas.[13]

As formas mais graves, apesar de raras, podem resultar em disfunção de múltiplos órgãos e consequentemente uma alta taxa de mortalidade (> 80%).[13]

Doença do enxerto contra o hospedeiro

A DECH é considerada a principal complicação dos transplantes alogênicos e é classificada como aguda e crônica. Pode atingir de 40 a 80% dos pacientes, em diferentes graus.[14,15]

De acordo com o grupo do *National Institutes of Health* (NIH), foi estabelecido um consenso dos critérios clínicos utilizados para esta classificação (critérios diagnósticos, pontuação dos órgãos envolvidos, avaliação global da gravidade).[14,15]

Os fatores de risco relacionados à incidência da DECH são: idade mais avançada do receptor, grau de compatibilidade HLA, doador não aparentado, intensidade dos regimes de condicionamento, doador do sexo feminino e a fonte das células-tronco.[14,15]

DECH aguda (DECH-a)

A forma aguda pode ser classificada em clássica (antes dos 100 dias pós-transplante) e tardia (manifestações agudas depois dos 100 dias). Está relacionada à lesão tissular epitelial, induzida pelo regime de condicionamento, liberando citocinas inflamatórias. A pele, o trato digestivo e o fígado são os órgãos acometidos e são graduados em estádios de I a IV, de acordo com a gravidade/intensidade.[16,17]

As manifestações clínicas cutâneas classificam-se pela superfície corpórea acometida pelo *rash*, exantema maculopapular, etritrodermia ou bolhas. A extensão da superfície cutânea atingida e o tipo de lesão estabelecem a gravidade. O comprometimento hepático é avaliado pelos níveis séricos de bilirrubina e das enzimas hepáticas, enquanto a gravidade da lesão gastrointestinal é avaliada pelos vômitos, volume de diarreia, presença de dor abdominal e enterorragia.[16–18]

DECH crônica (DECH-c)

O diagnóstico da DECH-c incluirá duas subcategorias: (1) DECH-c clássica, sem características da DECH-a e sem limite de tempo de aparecimento; (2) síndrome de sobreposição (*overlap*) nas quais as características da DECH-a e crônica aparecem concomitantemente.[14]

Um sistema de pontuação clínico deve ser utilizado para avaliação dos órgãos (0–3), sendo 0 nenhum envolvimento e 3 comprometimento grave. Está incluída nesse sistema de pontuação a avaliação do *Status Perfomance*, isto é, a aplicação de uma escala de desempenho que classifica o paciente de acordo com o grau de suas inaptidões ou deficiências funcionais (Karnofsky ou Lansky).[14]

Os órgãos avaliados nesta pontuação são: pele, boca, olhos, trato gastrointestinal (TGI), fígado, pulmões, articulações e fáscias e o trato genital feminino. Ao final da avaliação de cada órgão individualmente é realizada a avaliação global da gravidade, baseada no número de órgãos ou locais envolvidos e no grau de envolvimento de cada órgão afetado.[14,19]

O tratamento da DECH crônica é variável de acordo com a gravidade do quadro. A DECH-c leve pode ser tratada somente com medicamentos tópicos. Entretanto, os pacientes com DECH-c que envolve três ou mais órgãos, ou com pontuação de 2 ou mais em qualquer órgão, deverão ser considerados para o tratamento sistêmico.[14,19]

Alguns agentes são utilizados como resgate de segunda linha, ou auxílio no desmame de corticoide. Dentre eles: sirolimus, micofenolato mofetil, fotoaférese extracorpórea, células-tronco mesenquimais. Terapias de suporte com agentes locais podem ser necessários na DECHc cutânea, oral, oftalmológico e vulvovaginal.[14,19]

Acompanhamento em longo prazo e qualidade de vida

Com o avanço das tecnologias terapêuticas, a cura do câncer e a sobrevida livre de doença vêm sendo cada vez maiores. Apesar do sucesso, o risco de alterações na qualidade de vida é iminente, pela possibilidade de comorbidades secundárias, alterações físicas (como o DECH) e efeitos tardios.[20]

O período pós-TCTH compreende um momento imediato (até 100 dias da infusão de medula, provavelmente logo depois da internação prolongada) e tardio (depois de 100 dias). O paciente em questão passa por períodos complicados em relação ao ambiente psicossocial, desde o diagnóstico de uma patologia propensa ao TCTH, até o período pós-procedimento. A ansiedade e as incertezas quanto ao futuro, impactam diretamente na qualidade de vida.[22]

Podem ocorrer complicações inerentes ao procedimento, e pela imunidade ainda variável, o paciente ainda no pós-imediato, está com uma frequência significante no hospital em regime ambulatorial, fora as possíveis reinternações.[20,21]

Com a alta hospitalar, o paciente tem que lidar com alterações nos seus hábitos de vida diária, como a perda temporária da capacidade produtiva, da fertilidade (efeito colateral de algumas quimioterapias ou radioterapias), bem como a possível perda da independência, fadiga e polifarmácia.[20,22]

O aconselhamento ao paciente quanto ao pós-TCTH deve iniciar-se desde a avaliação pré e contemplar ampla orientação de alta multiprofissional. Segundo Erika Arantes e Carla Santos et al., a qualidade de vida (QV) do paciente fica mais comprometida no período imediatamente depois do TCTH, recuperando-se cerca de um ano depois da terapêutica, quando chega a alcançar níveis semelhantes ao período que antecede a internação, com um início de elevação a partir do D+180.[23]

O TCTH é considerado um dos tratamentos mais desafiadores para o paciente e afeta a qualidade de vida, produzindo impacto profundo e penetrante na vida dos sobreviventes.[24,25]

Os pacientes possuem indicação de seguimento em longo prazo no decorrer da vida em programas que incluam além de apoio biopsicossocial, o rastreamento de complicações tardias. As taxas de mortalidade relativa destes pacientes continuam a serem maiores do que as de seus pares da população em geral, as complicações tardias contribuem para morbidade e mortalidade significativa em longo prazo. Os efeitos tardios incluem neoplasias secundárias, complicações específicas de órgãos, infecções tardias, problemas na qualidade de vida, além de preocupações sexuais e de fertilidade.[26-28]

Devem ser acompanhados em longo prazo por equipe multidisciplinar por meio de abordagem centrada no paciente e com base em diretrizes pré-estabelecidas para garantir a saúde como sobrevivente do transplante.[26-28]

Referências

1. Pasquini R, Coutinho E. Fundamentos e biologia do transplante de células-tronco hematopoiéticas. In: Tratado de Hematologia. São Paulo, Atheneu: 711-729, 2013.
2. Baltic T, Bakitas M. Principles of Bone Marrow and Hematopoietic Cell Transplantation. In: Cancer Nursing Principles and Pratice. Seventh Edition. Mississouga, Jones and Bartlett Publishers: 458-477, 2010.
3. Skinner R, Lennard A, Veys P. The Transplant. In: Practical Hematopoietic Stem Cell Transplantation, First Edition. Massachusetts, Blackwell Publishing: 23-40, 2007.
4. Slatter M, Fox S. Pre-transplant assessment. In: Practical Hematopoietic Stem Cell Transplantation, First Edition. Massachusetts, Blackwell Publishing:14 – 22, 2007.
5. Flowers MED, Sullivan KM. Management of Patients Undergoing Marrow or Blood Stem Cell Transplantation. In: Clinical Bone Marrow and Blood Stem Cell Transplantation, Third Edition. New York, Cambridge University Press:313-336, 2004.
6. Shibasaki, Y., et al., Refinement of the Glasgow Prognostic Score as a pre-transplant risk assessment for allogeneic hematopoietic cell transplantation. Int J Hematol, 2018.
7. Harashima, S., et al., Psychosocial Assessment of Candidates for Transplantation scale (PACT) and survival after allogeneic hematopoietic stem cell transplantation. Bone Marrow Transplant, 2018.
8. Walladbegi J, Svanberg A, Gellerstedt M. Protocol for a randomised controlled trial to study cryoprevention of chemotherapy-induced oral mucositis after autologous stem cell transplantation BMJ Open 2018;8: e021993. doi: 10.1136/bmjopen-2018-021993.
9. Yang, C., et al., Topical application of honey in the management of chemo/radiotherapy-induced oral mucositis: A systematic review and network meta-analysis. Int J Nurs Stud, 2018. 89: p. 80-87.
10. Silva, L.C., et al., The Impact of Low-Level Laser Therapy on Oral Mucositis and Quality of Life in Patients Undergoing Hematopoietic Stem Cell Transplantation Using the Oral Health Impact Profile and the Functional Assessment of Cancer Therapy-Bone Marrow Transplantation Questionnaires. Photomed Laser Surg, 2015. 33(7): p. 357-63.
11. George, A.P. and W.T. Tse, Acute Complications in Hematopoietic Stem Cell Transplantation and Cellular Immunotherapy. Clinical Pediatric Emergency Medicine, 2018. 19(2): p. 162-175.
12. Garnica, M., et al., Recomendações no manejo das complicações infecciosas no transplante de células-tronco hematopoéticas. Revista Brasileira de Hematologia e Hemoterapia, 2010. 32: p. 140-162.
13. Mohty, M., et al., Revised diagnosis and severity criteria for sinusoidal obstruction syndrome/veno--occlusive disease in adult patients: a new classification from the European Society for Blood and Marrow Transplantation. Bone Marrow Transplant, 2016. 51(7): p. 906-12.
14. Bouzas, L.F.S., et al., Diretrizes para o diagnóstico, classificação, profilaxia e tratamento da doença enxerto contra hospedeiro crônica. Revista Brasileira de Hematologia e Hemoterapia, 2010. 32: p. 22-39.
15. Baird, K., et al., National Institutes of Health chronic graft-versus-host disease staging in severely affected patients: organ and global scoring correlate with established indicators of disease severity and prognosis. Biol Blood Marrow Transplant, 2013. 19(4): p. 632-9.
16. Strong K, Oliveira-Ribeiro C, de Abreu FG, Knobler R. Cutaneous Graft-Versus-Host Disease: Diagnosis and Treatment. Am J Clin Dermatol. 2018 Feb;19(1): 33-50. doi: 10.1007/s40257-017- 0306-9.

Review. PubMed PMID: 28656563; PubMed Central PMCID: PMC5797560.
17. Funke, V.A.M., M.C.R. Moreira, and A.C. Vigorito, Acute and chronic Graft-versus-host disease after hematopoietic stem cell transplantation. Revista da Associação Médica Brasileira, 2016. 62: p. 44-50.
18. Azevedo, W., Doença enxerto versus hospedeiro aguda A- GVHD. Revista Brasileira de Hematologia e Hemoterapia, 2010. 32: p. 16-21.
19. Hayakawa, J., et al., Negative impact of chronic graft-versus-host disease and glucocorticoid on the recovery of physical function after allogeneic hematopoietic stem cell transplantation. Bone Marrow Transplant, 2018.
20. Proenca, S.F., et al., Quality of life of patients with graft-versus-host disease (GvHD) post-hematopoietic stem cell transplantation. Rev Esc Enferm USP, 2016. 50(6): p. 953-960.
21. Majhail, N.S., et al., [Recommended screening and preventive practices for long-term survivors after hematopoietic cell transplantation]. Rinsho Ketsueki, 2014. 55(6): p. 607-32.
22. Oliveira-Cardoso, É.A.d., et al., Qualidade de vida de sobreviventes do transplante de medula óssea (TMO): um estudo prospectivo. Psicologia: Teoria e Pesquisa, 2009. 25(4): p. 621-628.
23. Santos, C.L.T.d., N.O. Sawada, and J.L.F.d. Santos, Evaluation of the health-related quality of life of hematopoietic stem cell transplantation patients. Revista Latino-Americana de Enfermagem, 2011. 19(6): p. 1322-1328.
24. Sinclair, S., et al., Factors Associated With Post-Traumatic Growth, Quality of Life, and Spiritual Well-Being in Outpatients Undergoing Bone Marrow Transplantation: A Pilot Study. Oncol Nurs Forum, 2016. 43(6): p. 772-780.
25. Brice, L., et al., Haematopoietic stem cell transplantation survivorship and quality of life: is it a small world after all? Support Care Cancer, 2017. 25(2): p. 421-427.
26. DeFilipp, Z., et al., Metabolic Syndrome and Cardiovascular Disease after Hematopoietic Cell Transplantation: Screening and Preventive Practice Recommendations from the CIBMTR and EBMT. Biol Blood Marrow Transplant, 2016. 22(8): p. 1493-1503.
27. Majhail, N.S. and J.D. Rizzo, Surviving the cure: long term followup of hematopoietic cell transplant recipients. Bone Marrow Transplant, 2013. 48(9): p. 1145-51.
28. Majhail, N.S., Long-term complications after hematopoietic cell transplantation. Hematol Oncol Stem Cell Ther. 2017; 10(4):220-27.

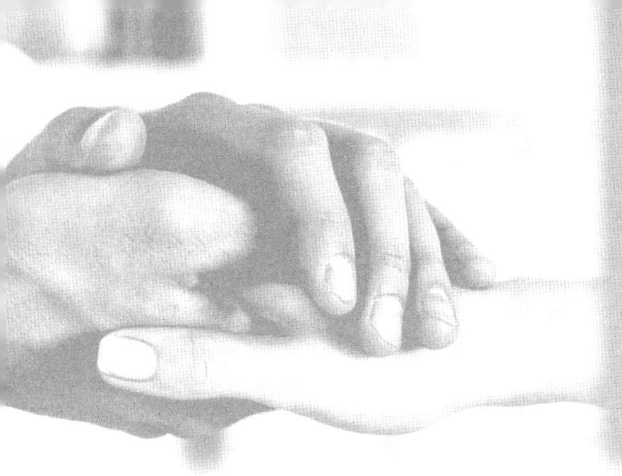

Capítulo 4

Elisa Rossi Conte
Bárbara Gesse Padoan

Manejo de Toxicidade Relacionado à Quimioterapia

Introdução

O tratamento de quimioterapia constitui a principal modalidade do tratamento oncológico, seus efeitos adversos são sistêmicos interferindo em todo ciclo reprodutivo das células, principalmente aquelas de grande atividade mitótica e curto ciclo celular, não fazendo diferenciação de células malignas e sadias.[2] A medula óssea, os pelos e mucosas gastrointestinais são algumas estruturas que se renovam constantemente e são atingidas pela quimioterapia que abrange o uso de substâncias citotóxicas, podendo ter como consequência clínica o aparecimento de toxicidade e efeitos colaterais.[3] A equipe de enfermagem é parte importante e fundamental nesse processo, promovendo meios para que o tratamento seja efetivo e mais bem tolerado, identificando precocemente sinais e/ou sintomas que possam impactar no tratamento e na qualidade de vida do paciente, por meio da orientação e manejo da toxicidade e efeitos colaterais.[4,7]

A assistência em enfermagem se faz por meio da interação com o paciente e família, com base em confiança, respeito e ética. O enfermeiro é habilitado para orientar o paciente e seus familiares durante o processo da doença oncológica e seu tratamento, auxiliando e buscando alternativas para o controle e manejo dos efeitos adversos e possíveis complicações.

Compete ao enfermeiro ter conhecimento dos efeitos colaterais de cada protocolo de tratamento, avaliando sistematicamente o paciente, identificando riscos e planejando um cuidado que aponta intervenções para prevenção desses riscos.

É preciso avaliar frequentemente a tolerância do paciente frente ao tratamento, resposta, efeitos colaterais e aspectos positivos e negativos sobre a qualidade de vida.[7]

A toxicidade e efeitos colaterais podem ter surgimento nas diversas fases do tratamento, podendo ser precoce (0 a 3 dias), imediata (7 a 21 dias) e tardia (meses).[1,6]

Neste capítulo, abordaremos alguns dos efeitos colaterais e como manejá-los.

Toxicidade hematológica

A medula óssea é responsável pelo desenvolvimento e produção de algumas células do sangue, como hemoglobinas, plaquetas e leucócitos. Esse tecido apresenta rápida divisão celular. Alguns medicamentos quimioterápicos são altamente tóxicos e podem comprometer sua capacidade de repor às células sanguíneas circulantes na medula óssea, afetando as quantidades das células no sangue,[4] podendo causar pancitopenia, definida pela redução das hemácias, dos leucócitos/neutrófilos e das plaquetas.[7]

As hemácias são produzidas na medula óssea a partir dos eritroblastos, sendo o principal componente a hemoglobina, esta que é responsável pelo transporte de O_2.[8,10] A anemia é caracterizada pela diminuição de glóbulos vermelhos, sendo comum durante o tratamento quimioterápico, já que estes alteram a multiplicação das células da medula óssea, por isso a importância de coleta de exames laboratoriais frequentes, garantindo ações assertivas e seguras durante o tratamento.[10]

É responsabilidade do enfermeiro o acompanhamento do hemograma e a avaliação sistemática em busca de sinais e/ou sintomas de sangramento, podendo evitar complicações. É também imprescindível a orientação do paciente em relação aos sintomas, como cansaço, dispneia e taquicardia.[14] A anemia pode causar fadiga, dispneia, fraqueza e palidez cutânea; níveis baixos de hemoglobina podem causar desequilíbrio ao organismo, necessitando algumas vezes de transfusão de hemoconcentrados, uso de suplemento férrico e eritropoietina e até mesmo pausa no tratamento quimioterápico ou redução da dose prescrita.[1]

■ Trombocitopenia

A trombocitopenia é caracterizada pela contagem absoluta das plaquetas < 150 mm³, os pacientes oncológicos podem apresentar trombocitopenia resultante da doença de base e/ou como consequência do tratamento. As plaquetas desempenham funções hemostáticas indispensáveis ao organismo, a plaquetopenia está associada à diminuição das plaquetas na corrente sanguínea < 150.000, podendo ser consequência do tratamento quimioterápico. Nessa condição podemos ter algumas manifestações clínicas, como aparecimento de petéquias, equimoses na pele ou sangramento na mucosa.[6,10] O enfermeiro precisa estar atento ao surgimento desses achados, sangramento em gengivas, conjuntivas, epistaxe e lesões. Realizar exame físico minucioso, atenção em relação a consciência, dor abdominal, sinais vitais, orientações a equipe quanto a procedimentos diante dessa condição, ao puncionar um acesso venoso, ou retirá-lo é preciso comprimir o local por 5 minutos, cuidados com injeções subcutânea ou intramuscular, discussões sobre procedimentos invasivos ou que exponha o paciente a risco de sangramento.[1,8]

No paciente que se encontra plaquetopênico e constipado evitar o uso de enemas e considerar o uso de laxantes, se necessário. O exame laboratorial torna-se imprescindível no diagnóstico da trombocitopenia e a transfusão de plaquetas torna-se necessário com contagem de plaquetas < 100.000/mm³ ou se valores acima e na vigência de sangramento.[11]

A enfermagem diante dos casos de plaquetopenia deve promover um processo de cuidado, para minimizar riscos e favorecer a recuperação dessa condição, proporcionando orientações sobre o tratamento a ser utilizado e o risco de trombocitopenia associado, restrições a atividades físicas ou cotidiana que o exponha ao risco de sangramento.[11]

■ Neutropenia

Controlar e estar atento a sinais e/ou sintomas de infecção é uma das prioridades do enfermeiro durante o tratamento oncológico. Neutrófilos são glóbulos brancos responsáveis pelo combate de infecções. Considera-se neutropenia o limite inferior mais baixo de neutrófilos 500/mm³.[6,9] Quando a neutropenia se apresenta, a resposta inflamatória a essas infecções é ineficiente, por isso pacientes neutropênicos estão mais propensos a desenvolver infecções. O período de menor contagem depois da quimioterapia chama-se de Nadir e costuma ocorrer de 7 a 14 dias depois da infusão, influenciado diretamente o medicamento antineoplásico recebido. A neutropenia não causa sintomas, ela é detectada por meio da contagem de glóbulos brancos, entretanto os pacientes podem apresentar mal-estar ou febre, nesses casos deve-se investigar a neutropenia febril.[9]

As complicações infecciosas representam risco à sobrevida do paciente e pode estar associada a fatores endógenos (mielossupressão) ou exógenos (uso de dispositivos invasivos). Nessas condições orientações e cuidados são usados para reduzir os riscos e complicações relacionados à neutropenia. O enfermeiro tem responsabilidade para planejar e implantar ações educativas para a preservação e recuperação da condição de saúde, tais como cuidados com cateteres, com o corpo e higiene.[1,3]

Fadiga

A fadiga é um sintoma frequente no paciente oncológico. A descrição de fadiga não é clara na literatura, e os pacientes se expressam de diferentes formas, utilizando termos como cansaço, esgotamento e lentidão.[12] Nanda descreve fadiga como cansaço, incapacidade de restaurar energia mesmo depois do período de descanso.[13]

A fadiga é um sintoma multifatorial, estando associada a fatores psicológicos, físicos e relacionada à doença e ao tratamento oncológico. Essa incapacidade física, a depressão, falta de energia são atribuídas muitas vezes ao tratamento.[5] Assim, é preciso que todos os profissionais envolvidos no cuidado desse paciente devem avaliar cuidadosamente fatores que podem estar relacionados ou contribuindo significativamente para a severidade do sintoma.[6,8]

A repercussão do sofrimento gerado pela fadiga é extremamente impactante na qualidade de vida desse paciente, levando-o a diminuição da autoestima e exclusão social, comprometendo assim seu tratamento.[12]

É preciso estabelecer um plano de cuidados e implementar intervenções que melhorem o sintoma da fadiga para a melhoria da qualidade de vida dos pacientes oncológicos. Inserir esse paciente em alguma atividade física (se não houver contraindicação), orientando quanto à importância da alimentação. Propor medidas de relaxamento, para adequar sono e repouso, com ambiente seguro e tranquilo. Estabelecer relação de confiança com o paciente direcionar a assistência de enfermagem para as necessidades individuais de cada um, intervindo adequadamente e avaliando a resposta a esses cuidados.[6]

Toxicidade gastrointestinal

Náuseas e vômitos

Pacientes em tratamento oncológico com quimioterapia ou radioterapia comumente apresentam náuseas e vômitos, alguns apresentam somente náuseas e outros a êmese associada. É dever da equipe multiprofissional realizar o correto manejo destes sintomas, pois a falha neste processo pode causar perda de massa corporal, diminuição da qualidade de vida e até o abandono do tratamento.[15]

Os fármacos com maior potencial emetogênico (> 90%) são Cisplatina, Clorambucil, Estreptozotocina, Carmustina, doses iguais ou maiores que 1.500 mg/m^2 de Ciclofosfamida e Dacarbazina; os fármacos com potencial emetogênico moderado (30% a 90%) são Oxaliplatina, doses maiores que 1 g/m^2 de Citarabina, Carboplatina, Ifosfamida, doses menores que 500 mg/m^2 de Ciclofosfamida, Doxorrubicina, Epirrubicina, Daunorrubicina, Idarrubicina e Irinotecano,[16] portanto quando utilizadas a equipe multiprofissional deve ter maior atenção quanto ao manejo dos sinais e sintomas apresentados pelo paciente.

O tratamento farmacológico pode ser com antagonistas de serotonina (p. ex., ondansentrona, palonasetrona), antagonistas de dopamina (p. ex., dexametasona, metoclopramida), antagonistas de neurocinina (p.

ex., aprepitanto), entre outros (p. ex., lorazepam, diazepam), lembrando que ao escolher o medicamento que será utilizada no tratamento é realizada a prevenção medicamentosa dos sintomas.[17–19]

Em alguns casos o tratamento farmacológico não é totalmente eficaz, em vista disto existem estudos acerca de tratamentos complementares não farmacológicos, e com resultados positivos, como acupuntura, por exemplo.[20,21]

É importante que o paciente obtenha todas as informações relacionadas a efeitos colaterais e tardios acerca do tratamento. Além disso, a administração de antieméticos corretamente, conforme prescrição médica e conforme os protocolos quimioterápicos, para prevenção e controle do sintoma; controle de peso e balanço hídrico, monitorização dos eletrólitos e garantir ingesta hídrica e alimentar adequadas.

■ Mucosite

É a alteração da mucosa oral ou gastrointestinal em pacientes em tratamento quimioterápico ou radioterápico e quando desenvolvida tem um impacto significativo na qualidade de vida e no custo do tratamento, além disso compromete o sucesso do tratamento por ser fator limitante da tolerância do paciente à terapêutica.[22]

A *National Cancer Institute* (NCI) padronizou os graus de mucosite conforme as alterações causadas, quando não há alteração é grau 0, quando o paciente apresenta eritemas em mucosa é grau 1, quando apresenta lesões irregulares cobertas por placas pseudomembranosas é grau 2, lesões confluentes cobertas por placas pseudomembranosas é grau 3, ulcerações incluindo ou não sangramento ou necrose é grau 4.[23]

Os pacientes com maior possibilidade de apresentar mucosite são aqueles recebendo protocolo para transplante de medula óssea, leucemias e câncer colorretal. Há outros fatores que aumentam o risco de desenvolver ou agravar a mucosite, são alguns deles: higiene oral precária, traumas, infecções e xerostomia.[23,24]

O tratamento é desafiador e limitado por ter baixa evidência de eficácia, portanto é ressaltada a prevenção e redução de severidade, como boa higiene oral, alimentação balanceada, crioterapia com cubos de gelo durante a infusão do quimioterápico e a utilização de antibióticos, antifúngicos e antivirais, pois a mucosa oral é colonizada com micro-organismos que podem ter ação oportunista diante da imunossupressão causada durante o tratamento oncológico.[26,27]

Quanto aos cuidados de enfermagem, deve-se avaliar a mucosa oral durante e depois da administração dos agentes quimioterápicos, recomendar visita ao dentista, incentivar higiene oral adequada, em caso de xerostomia ofertar saliva artificial para melhor conforto e administrar agentes preventivos quando em prescrição médica.

■ Diarreia e constipação

A diarreia induzida por quimioterapia é uma consequência causada por alterações bioquímicas que modificam a absorção do intestino e causam perda excessiva de líquidos e eletrólitos afetando a segurança e qualidade de vida do paciente. Os agentes mais comumente associados a diarreia são fluoracila (5-FU), irinotecano, capecitabina, docetaxel, paclitaxel, cetuximabe, lapatinibe, gencitabina, sorafenibe e sunitinibe.[28]

A *Common Terminology Criteria for Adverse Events* (CTCAE) padronizou os graus de diarreia conforme as alterações causadas, quando há um aumento de evacuações até 3 episódios ou um pequeno aumento de débito em ostomias é grau 1, quando há um aumento de 4 a 6 episódios ou um aumento moderado de débito em ostomias dificultando o autocuidado é grau 2, quando há um aumento igual ou superior a 7 episódios ou um aumento severo de débito em ostomias limitando o autocuidado é grau 3, este indica hospitalização, no grau 4 é necessária intervenção urgente por causar ameaça a vida e o grau 5 é o óbito.[29]

A diarreia é uma complicação debilitante e custoso do tratamento, que deve ser prevenida visando a redução de morbidade do paciente. Apesar dos diversos estudos sobre as medidas de prevenção somente a loperamida, octreotida e a tintura desodorizada de ópio (p. ex., morfina) são recomendadas nos *guidelines* por apresentarem alta resposta e efeitos colaterais mínimos.[28,30,31]

Em contraponto o paciente pode apresentar constipação durante ou depois do tratamento oncológico o que leva a dor, desconforto, náuseas, vômitos ou até anorexia. Esse quadro pode ocorrer por uso de antagonistas de serotonina, opioides e até obstrução por tumor; nesse último caso, o tratamento seria cirúrgico mas as outras circunstâncias podem ser tratadas com uso de laxativos, dieta adequada, massagens abdominais e probióticos.[32–36]

Quanto aos cuidados de enfermagem, deve-se informar ao paciente quanto a possibilidade de diarreia, garantir nutrição adequada, avaliar e registrar dor ou desconforto abdominal, registrar eliminação intestinal, investigar a possibilidade de infecções intestinais, realizar controle de peso diário e balanço hídrico, monitorizar os eletrólitos nos exames laboratoriais, avaliar a pele e aplicar agentes preventivos de dermatite associada a incontinência (DAI) em caso de diarreia.

Cardiotoxicidade

A cardiotoxicidade associada ao tratamento oncológico pode prolongar a quimioterapia, causar arritmias, isquemia ou infarto do miocárdio, hipertensão, tromboembolismo venoso ou arterial e até insuficiência cardíaca. Essas alterações podem ser reversíveis ou não.[37]

Os agentes causadores da cardiotoxicidade são antimetabólitos (p. ex., gemcitabina), antiangiogênicos (p. ex., bevacizumabe) e antraciclinas (p. ex., doxorrubicina).[37,38,41] A rápida detecção de cardiotoxicidade é decisiva para a melhora na função cardíaca. Portanto é indicada a realização de exames de função cardíaca como exames laboratoriais para biomarcadores cardíacos, eletrocardiograma e acocardiograma.[37,38]

Além do monitoramento e prevenção durante o tratamento deve-se monitorar este paciente depois do tratamento oncológico, pois este pode apresentar sinais ou sintomas de cardiotoxicidade tardia.[39,42] Não há evidência de prevenção farmacológica, logo, o tratamento é sintomático.[40]

Quanto aos cuidados de enfermagem deve se aferir regularmente sinais vitais, comunicar a equipe médica se alterações e administrar corretamente as medicações sintomáticas conforme prescrição médica.

Toxicidade dermatológica

Alopecia

A alopecia induzida por quimioterapia é um efeito colateral comum e de difícil manejo que pode causar uma grande repercussão negativa na qualidade de vida levando a estresse emocional como ansiedade, depressão e baixa autoestima. Alguns pacientes têm medo da perda de cabelo pela percepção de imagem corporal negativa, o que pode resultar em recusa de tratamento.[43–45]

Os fármacos que possuem maior potencial para alopecia são doxorrubicina, docetaxel, daunorubicina, paclitaxel, etoposideo, ifosfamida, irinotecano, vindesina, ciclofosfamida, vinorelbina, epirrubicina e topotecano, os fármacos com moderado potencial são ansacrina, vincristina, citarabina, vimblastina, bleomicina, lomustina, bussulfano, tiotepa, 5-FU e gencitabina. Os fármacos com raro potencial para alopecia são metotrexato, procarbazina, carmustina, mercaptopurina, mitoxantrona, estreptozocina, mitomicina, fludarabina, carboplatina, raltritexato, cisplatina e capecitabina.[44]

Não existe evidência de tratamento para alopecia, portanto quando há a possibilidade de ocorrência por causa do tratamento oncológico proposto, deve-se indicar formas de suporte psicológico ao paciente e familiares, como acompanhamento psicológico ou grupos de suporte, além de indicar, quando disponível, a única forma de prevenção ou minimização da queda de cabelo com demonstração de evidência de efetividade que é o resfriamento capilar por meio de um sistema que mantém a hipotermia do couro cabeludo com temporizador e de forma constante e segura.[45,46]

Quanto aos cuidados de enfermagem, deve-se orientar paciente e familiares da possibilidade de alopecia, incentivar o uso de filtro solar, oferecer suporte psicológico e quando disponível manusear corretamente o sistema de resfriamento capilar.

Referências

1. Middelton L, Dimond E, Calzone K, Davis J, Jenkins J. The Role of the Nurse in Cancer Genetics. Cancer Nursing, v. 25, n. 3, p. 196-206, 2002.
2. Blaes AH, Thavendiranathan P, Moslehi J. Cardiac Toxicities in the Era of Precision Medicine: Underlying Risk Factors, Trageted Therapies, and Cardiac Biomarkers. ASCO Education Book. 2018. Disponível em: asco.org/edbook.
3. Bonassa EMA. Enfermagem em terapêutica oncológica. 3ª ed. São Paulo: Atheneu; 2005.
4. Roselló S, Blasco I, Fabregat LG et al. Management of infusion reactions to systemic anticancer therapy: ESMO Clinical Practice Guidelines. Annals of Oncology 28 (Supplement 4) 2017; 100-118.
5. Wang XS, Woodruff JF. Cancer Related and Treatment-Related Fatigue. Gynecol Oncol. 2015 March; 136(3):446-52.
6. Fonseca SM, Pereira SR. Enfermagem em Oncologia. 1ª ed. São Paulo: Atheneu; 2013.
7. Smith SK, Loscalzo M, Mayer C et al. Best Practice in Oncology Distress Management: Beyond the Screen. ASCO Education Book, 2018. Disponível em: asco.org/edbook.
8. Basch E, Barbera L, Kerrigan CL et al. Implementation of Patient-Reported Outcomes in Routine Medical Care. ASCO Education Book, 2018. Disponível em: asco.org/edbook.
9. Klastersky J, Naurois J, Rolston K et al. Management of febrile neutropaenia: ESMO Clinical Practice Guidelines. Annals of Oncology. 27, 2016; 5(5):111-118.
10. National Comprehensive Cancer Network (NCCN). Cancer and Chemoterapy Induced Anemia. NCCN Clinical Practice Guidelines in Oncology (v.3.2018).
11. Nascimente DM, Nobrega MML, Carvalho MWA et al. Diagnósticos, resultados e intervenções de enfermagem para clientes hospitalizados submetidos a prostatectomia. Rev. Eletr. Enf. 2011 abr/jun; 13(2):165-73.
12. Gorini MIPC, Silva PO, Chaves PL. Registro de diagnóstico de enfermagem em fadiga em prontuários de pacientes oncológicos. Acta Paul Enferm. 2010; 23(3):354-8.
13. North American Nursing Diagnosis Association. Diagnósticos de Enfermagem. da NANDA: definições e classificação 2007-2008. Porto Alegre: Artmed; 2008. p 396.
14. Tannure MC, Gonçalves AMP. SAE Sistematização da Assistência de enfermagem- Guia Prático. Rio de Janeiro: Guanabara Koogan. 2008.
15. McDonagh M, Peterson K, Thakurta S. Consideration of Evidence on Antiemetic Drugs for Nausea and Vomiting Associated with Chemotherapy or Radiation Therapy in Adults. Technology Assessment Report. Oregon Evidence-based Practice Center. Rockville (MD): Agency for Healthcare Research and Quality (US); 2010 Jul 22. Acesso em 26/10/2018. Disponível em: https://europepmc.org/books/NBK254005;jsessionid=DF628B7B5B-0FDA63F9D244EDEAA34882.
16. Herrstedt J. ESMO Guidelines Working Group. Chemotherapy-induced nausea and vomiting: ESMO Clinical Recommendations for prophylaxis. Annals of Oncology 20 (Supplement 4): iv156–iv158, 2009. Acesso em 26/10/2018. Disponível em: https://pdfs.semanticscholar.org/c463/fff98b6d-58f60202057c19b6eae15a16a23b.pdf.
17. Chan A, Abdullah M, Ishak W, Ong-Cornel A, Villalon AH, Kanesvaran R. Applicability of the National Comprehensive Cancer Network/Multinational Association of Supportive Care in Cancer Guidelines for Prevention and Management of Chemotherapy-Induced Nausea and Vomiting in Southeast Asia: A Consensus Statement. J Glob Oncol. 2017 Dec; 3(6): 801–813. Acesso em 26/10/2018. Disponível em: https://www.ncbi.nlm.nih.gov/pmc/articles/PMC5735961/.
18. Singh P, Yoon SS. Kuo B. Nausea: a review of pathophysiology and therapeutics. Therap Adv Gastroenterol. 2016 Jan; 9(1):98-112. Acesso em 26/10/2018.

Disponível em: https://www.ncbi.nlm.nih.gov/pmc/articles/PMC4699282/#bibr80-1756283X15618131.

19. NCCN Clinical Practice Guidelines in Oncology. Antiemesis. Version 3.2018 – June 11, 2018. Acesso em 26/10/2018. Disponível em: https://www.nccn.org/professionals/physician_gls/pdf/antiemesis.pdf.
20. Dibble SL, Chapman J, Mack KA, Shih AS. Acupressure for nausea: results of a pilot study. Oncology Nursing Forum [01 Jan 2000; 27(1):41-47]. Acesso em 04/11/2018. Disponível em: https://europepmc.org/abstract/med/10660922.
21. Shin YH, Kim TI, Shin MS, Juon HS. Effect of Acupressure on Nausea and Vomiting During Chemotherapy Cycle for Korean Postoperative Stomach Cancer Patients. Cancer Nursing: July/August 2004; 27(Issue 4):267-74. Acesso em 04/11/2018. Disponível em: https://journals.lww.com/cancernursingonline/Abstract/2004/07000/Effect_of_Acupressure_on_Nausea_and_Vomiting.2.aspx.
22. Sonis ST. The pathobiology of mucositis. Nature Reviews Cancer volume 4, pages 277–284 (2004). Acesso em 04/11/2018. Disponível em: https://www.nature.com/articles/nrc1318.
23. DCTD NCI, NIH, DHHS. Common Toxicity Criteria, Version 2.0. Cancer Therapy Evaluation Program. Revised March 23, 1998. Acesso em 04/11/2018. Disponível em: https://ctep.cancer.gov/protocolDevelopment/electronic_applications/docs/ctcv20_4-30-992.pdf.
24. Trotti A. Toxicity in head and neck cancer: A review of trends and issues. Int J Radiat Oncol Biol Phys 47:1-12, 2000. Acesso em 08/11/2018. Disponível em: https://www.sciencedirect.com/science/article/pii/S0360301699005581.
25. Sonis ST, Fey EG. Oral Complications of Cancer Therapy. Oncology 16:680-695, 2002. Acesso em 08/11/2018. Disponível em: http://www.cancernetwork.com/review-article/oral-complications-cancer-therapy-0.
26. Naidu MUR et al. Chemotherapy-Induced and/or Radiation Therapy–Induced Oral Mucositis – Complicating the Treatment of Cancer. Neoplasia. Vol. 6, No. 5, September/October 2004, pp. 423-31. Acesso em 08/11/2018. Disponível em: https://ac.els-cdn.com/S1476558604800198/1-s2.0-S-1476558604800198-main.pdf?_tid=100f31ed-7a66=49-5d-7bba-4e6f5d1b28be&acdnat-1541371461_3934856f7e639a057fa7945013a849a4.
27. Rocke LK et al. A randomized clinical trial of two different durations of oral cryotherapy for prevention of 5FU-related stomatitis. Cancer 7, 224, 1993. Acesso em 08/11/2018. Disponível em: https://onlinelibrary.wiley.com/doi/epdf/10.1002/1097-0142%28199310 01%2972%3A7%-3C2234%3A%3AAID-CNCR2820720728%3E3.0.CO%3B2-N.
28. Stein A, Voigt W, Jordan K. Chemotherapy-induced diarrhea: pathophysiology, frequency and guideline-based management. Ther Adv Med Oncol. 2010; 2(1):5163. Acesso em 08/11/2018. Disponível em: https://journals.sagepub.com/doi/pdf/10.1177/1758834009355164.
29. U.S. department of health and human services. Common Terminology Criteria for Adverse Events. v5.0. November 27, 2017. Acesso em 08/11/2018. Disponível em: https://ctep.cancer.gov/protocolDevelopment/electronic_applications/docs/CTCAE_v5_Quick_Reference_5x7.pdf#search=%22diarrhea%22.
30. Dranitsaris G, Maroun J, Shah A. Severe chemotherapy-induced diarrhea in patients with colorectal cancer: a cost of illness analysis. Supportive Care in Cancer. May 2005, Volume 13, Issue 5, pp 318–324. Acesso em 08/11/2018. Disponível em: https://link.springer.com/article/10.1007/s00520-004-0738-7.
31. Zidan J, Haim N, Beny A, Stein M, et al. Octreotide in the treatment of severe chemotherapy-induced diarrhea. Annals of Oncology 12: 227-229. 2001. Kluwer Academic Publishers. Printed in the Netherlands. Acesso em 08/11/2018. Disponível em: https://watermark.silverchair.com
32. Campbell T, Draper S, Reid J, Robinson L. The management of constipation in people with advanced cancer. International Journal of Palliative Nursing. Volume 7, Issue 3. September 28, 2013. Acesso em 08/11/2018. Disponível em: https://www.magonlinelibrary.com/doi/pdf/10.12968/ijpn.2001.7.3.8909.
33. Hanai A et al. Effects of a self-management program on antiemetic-induced constipation during chemotherapy among breast cancer patients: a randomized controlled clinical trial. Breast Cancer Research and Treatment. January 2016, Volume 155, Issue 1, pp 99–107. Acesso em 08/11/2018. Disponível em: https://link.springer.com/article/10.1007/s10549-015-3652-4.
34. Pashankar FD, Season JH, McNamara J, Pashankar DS. Acute Constipation in Children Receiving Chemotherapy for Cancer. Journal of Pediatric Hematology/Oncology: October 2011 - Volume 33 - Issue 7 - p e300–e303. Acesso em 08/11/2018. Disponível em: https://journals.lww.com/jpho-online/Fulltext/2011/10000/Acute_Constipation_in_Children_Receiving.29.aspx.
35. Liu J, Huang XE. Efficacy of Bifidobacterium Tetragenous Viable Bacteria Tablets for Cancer Patients with Functional Constipation. Asian Pacific Journal of Cancer Prevention, Vol 15, 2014. Acesso em 08/11/2018. Disponível em: http://journal.waocp.org/article_30250_d288c3049ed68e81bcccb81027856e54.pdf.
36. Irvin TT, Greaney MG. The treatment of colonic cancer presenting with intestinal obstruction. BJS.

Volume 64, Issue 10. October 1977: 741-4. Acesso em 08/11/2018. Disponível em: https://onlinelibrary.wiley.com/doi/abs/10.1002/bjs.1800641015.

37. Eschenhagen T et al. Cardiovascular side effects of cancer therapies: a position statement from the Heart Failure Association of the European Society of Cardiology. European Journal of Heart Failure. Volume 13, Issue 1. January 2011. Pages 1-10. Acesso em 10/11/2018. Disponível em: https://onlinelibrary.wiley.com/doi/full/10.1093/ eurjhf/hfq213.
38. Cardinale D et al. Early Detection of Anthracycline Cardiotoxicity and Improvement with Heart Failure Therapy. Circulation. 2015;131:1981-1988. Acesso em 10/11/2018. Disponível em: https://www.ahajournals.org/doi/pdf/10.1161/CIRCULATIONAHA.114.013777.
39. Mackey JR. Adjuvant docetaxel, doxorubicin, and cyclophosphamide in node-positive breast cancer: 10-year follow-up of the phase 3 randomised BCIRG 001 trial. Lancet Oncol. 2013 Jan;14(1):72-80. Acesso em 10/11/2018. Disponível em: https://www.thelancet.com/journals/lanonc/article/PIIS1470-2045(12)70525-9/fulltext.
40. Pai VB, Nahata MC. Cardiotoxicity of chemotherapeutic agents: incidence, treatment, and prevention. Drug Saf. 2000 Apr; 22(4):263-302. Acesso em 10/11/2018. Disponível em: https://link.springer.com/article/10.2165%2F00002018-200022040-00002.
41. Suter TM, Ewer MS. Cancer drugs and the heart: importance and management. Eur Heart J. 2013 Apr; 34(15):1102-11. Acesso em 10/11/2018. Disponível em: https://academic.oup.com/eurheartj/article/34/15/1102/469260.
42. Carver Jr. American Society of Clinical Oncology clinical evidence review on the ongoing care of adult cancer survivors: cardiac and pulmonary late effects. J Clin Oncol. 2007 Sep 1; 25(25):3991-4008. Epub 2007 Jun 18. Acesso em 10/11/2018. Disponível em: http://ascopubs.org/doi/full/10.1200/JCO.2007.10.9777?url_ver=Z39.88-2003&rfr_id=ori:rid:crossref.org&rfr_dat=cr_pub%3dpubmed.
43. Lemieux J, Maunsel E, Provencher L. Chemotherapy-induced alopecia, and effects on quality oflife among women with breast cancer: a literature review. Psycho-Oncology17: 317–328 (2008). Acesso em 10/11/2018. Disponível em: https://onlinelibrary.wiley.com/doi/epdf/10.1002/pon.1245.
44. Trüeb RM. Chemotherapy-Induced Alopecia. Elsevier Inc. 2009. Acesso em 10/11/2018. Disponível em: http://www.derma-haarcenter.ch/files/Directory/Publikationen/Chemotherapy.pdf.
45. Hesketh PJ. Chemotherapy-induced alopecia: psychosocial impact and therapeutic approaches. Supportive Care in Cancer. August 2004, Volume 12, Issue 8, pp 543–549. Acesso em 10/11/2018. Disponível em: https://link.springer.com/article/10.1007/s00520-003-0562-5.
46. Marks DH, Qureshi A, Friedman A. Evaluation of Prevention Interventions for Taxane-Induced Dermatologic Adverse Events: A Systematic Review. JAMA Dermatol. Published online October 31, 2018. Acesso em 10/11/2018. Disponível em: https://jamanetwork.com/journals/jamadermatology/article-abstract/2711245.

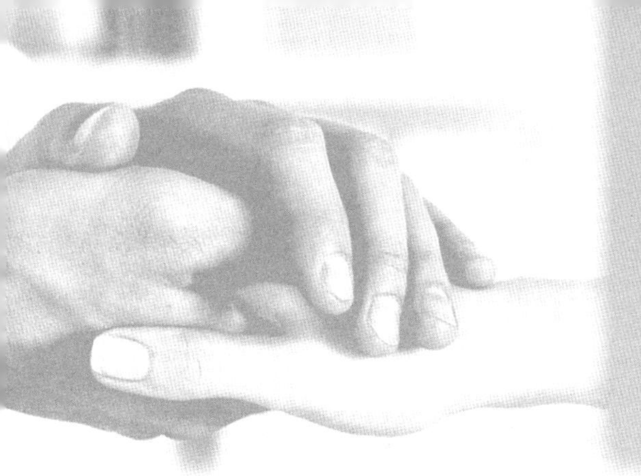

Capítulo 5

Rosana Maria Gonçalves Nogueira
Bianca Branco Scavazza

Neutropenia

Introdução

A quimioterapia é amplamente utilizada em tratamentos oncológicos e sua ação é sistêmica, atingindo células em processo de divisão desordenada ou não, com a finalidade de interromper a proliferação tumoral.[1]

A aplicação desta modalidade terapêutica também induz a efeitos adversos, e um dos mais observados é a neutropenia, por causa da citotoxicidade dos agentes quimioterápicos que podem causar mielossupressão. Esse tipo de evento é também descrito como "neutropenia induzida por quimioterapia".[2-4]

Neutropenia é o termo utilizado para a baixa contagem de neutrófilos, células que constituem a primeira linha de defesa contra infecções, atuam como os primeiros componentes celulares a resposta inflamatória e têm ação bem delimitada na imunidade inata.[5]

Com a neutropenia estabelecida, os sintomas associados a ameaça de infecções são suprimidos, predispondo ao surgimento do único sinal ainda ativo, a febre, originando então a neutropenia febril.[5,6]

O reconhecimento da neutropenia febril em tempo oportuno tem grande relevância, pois está diretamente relacionada ao prognóstico do indivíduo, visto que as infecções podem progredir rapidamente, podendo ocasionar sepse.[6,7]

Existem problemas relacionados à neutropenia que podem afetar o tratamento e prognóstico do indivíduo de forma bastante ampla, por exemplo, necessidade de uso de antibióticos de amplo espectro, aumento do tempo de hospitalização e alteração de dose de quimioterápico.[8]

A monitorização contínua da contagem de neutrófilos por meio da coleta de exames laboratoriais é viável com os indivíduos internados, já os que estão em regime de tratamento ambulatorial, realizam a coleta nos dias determinados. A avaliação sistemática do profissional responsável, levando em consideração o regime quimioterápico e as contagens destas células, pode predizer a ocorrência de neutropenia.[3]

Estão bem delimitados em estudos e práticas clínicas as indicações de medicamentos que estimulam a produção de colônias de granulócitos, grupo celular que os neutrófilos pertencem, para indivíduos com alto risco em desenvolvimento de neutropenia febril, e sua utilização é mantida até a recuperação absoluta da contagem celular.[9,10]

A complexidade acerca da neutropenia, seu manejo e tratamento faz com que seja imprescindível a qualidade da assistência prestada e atenção aos sinais e sintomas, e condição de saúde do indivíduo, para que as tomadas de decisões sejam em tempo oportuno, visando a diminuição das possíveis complicações associadas.[11]

Etiologia da neutropenia induzida por quimioterapia

O termo neutropenia designa a baixa contagem de células chamadas neutrófilos, classe celular pertencente ao grupo de células brancas, definidos como a primeira barreira do sistema imune inato contra microrganismos.[5,12]

Essas células têm origem de um precursor na medula óssea durante a hematopoiese, e sofrem constante estímulo de citocinas e fator estimulador de colônias de granulócitos (G-CSF).[12,13]

Quando maduras, essas células são liberadas pela medula óssea para a corrente sanguínea na ocorrência de estímulos físicos, infecciosos ou mecânicos, para fazer com que seja desencadeada a reação inflamatória.[12,13]

A neutropenia induzida por quimioterapia ocorre quando quimioterápicos, aplicados a terapêutica oncológica, atingem doses citotóxicas, suprimindo o sistema hematopoiético[5,11]. Esse fato se dá ao curto período de vida dos neutrófilos na circulação, de aproximadamente 8 a 12 horas, sendo mais suscetíveis a toxicidade dos quimioterápicos.[13]

Tradicionalmente a neutropenia é identificada e diagnosticada quando a contagem total de neutrófilos circulantes é < 1.500/µL.[12] E dentro desta definição também há a estratificação da intensidade da neutropenia:

- Leve: 1.000 a 1.500 neutrófilos absolutos/µL.[12]
- Moderada: 500 a 1.000 neutrófilos absolutos/µL.[12]
- Grave: < 500 neutrófilos absolutos/µL.[12]

A partir da estratificação da intensidade da neutropenia observada no hemograma, é necessário observar se há sinais e/ou sintomas associados ao quadro, como a febre, por exemplo, condição chamada neutropenia febril, considerada uma emergência oncológica.[12]

Um momento bastante específico em que a neutropenia é induzida e esperada é a fase de condicionamento pré-transplante de células tronco hematopoiéticas (TCTH), ou mais conhecido transplante de medula óssea (TMO).[14]

Nesta fase são administrados quimioterápicos antineoplásicos em altas doses, associados ou não a radiação corpórea total ou radiação medular, com a finalidade de destruir as células doentes e ocasionar a aplasia medular, definida pela destruição total da medula do receptor antes da infusão das células do doador.[14]

Quimioterápicos com potencial citotóxico

Um dos maiores efeitos adversos graves dos quimioterápicos é a neutropenia, com incidência de 33% ou mais em oncologia hematológica, além da taxa de mortalidade aproximada de 5%.[15]

A neutropenia está associada à redução da qualidade de vida e aumento de custos de tratamento e alterações de dose, e atraso no próximo ciclo quimioterápico, consequentemente prejudicando a resposta em longo prazo.[13]

A agressividade da quimioterapia é analisada a partir das doses, sendo altas ou baixas.[15]

As quimioterapias com maior potencial citotóxico, por causa de doses elevadas, foram definidas:[15,16]

- Adriamicina > 90 mg/m^2.
- Ciclofosfamida > 1.000 mg/m^2.
- Ifosfamida > 9.000 mg/m^2.
- Citarabina > 1.000 mg/m^2.
- Etoposídeo > 100 mg/m^2.

Outros quimioterápicos também foram analisados e classificados de acordo com seu potencial citotóxico relacionado à indução da neutropenia. Para a classificação foram realizadas pontuações de acordo com o grau de neutropenia evidenciado. A pontuação foi distribuída de 0 (zero) a 4 (quatro), sendo 0 incomum, 1 muito raro, 2 raro, 3 frequente e 4 muito frequente:[14,16]

- **Pontuação 0:** Asparaginase, Bleomicina, Rituximabe, Metotrexato + Leucovorin, Talidomida, Tretinoína, Bortezomibe, Vincristina, Campath.[15,17]
- **Pontuação 1:** Tioguanina, Fluoruracila, Cisplatina, Gencitabina, Clorambucil, Vinorelbina, Thiotepa, Vindesina, Hidroxiureia.[15,17]
- **Pontuação 2:** Dactinomicina, Dacarbazina, Fludarabina, Clorometina, Melfalano < 70 mg/m^2, Mitomicina, Mitoxantrona, Purinetol, Procarbazina, Temozolomida, Vinblastina.[15,17]
- **Pontuação 3:** Cladribina, Adriamicina < 90 mg/m^2, Pemetrexede, Ansacrina, Bendamustina, Camptotecina, Carboplatina, Ciclofosfamida < 1 g/m^2, Citarabina < 2 g/m^2, Daunorrubicina, Epirubicina, Etoposídeo < 100 mg/m^2, Ifosfamida < 9 g/m^2, Oxaliplatina, Teniposido.[15,17]
- **Pontuação 4:** Adriamicina > 90 mg/m^2, Bussulfano, Carmustina, Ciclofosfamida > 1 g/m^2, Citarabina > 1 g/m^2, Docetaxel, Etoposídeo > 100 mg/m^2, Gentuzumabe, Idarrubicina, Ifosfamida > 9 g/m^2, Melfalano > 70 mg/m^2, Topotecana.[15,17]

Durante a administração de protocolos quimioterápicos com alto potencial para indução da neutropenia, é preconizado o uso concomitante de fator estimulador de colônias de granulócitos (G-CSF), atenuando a redução das contagens celulares totais, melhorando o prognóstico do tratamento.[12–17]

Neutropenia febril

A contagem absoluta de neutrófilos durante o tratamento quimioterápico sofre alterações, entre elas a neutropenia, designada como a baixa contagem de neutrófilos.[18]

Os neutrófilos são a linha de defesa contra infecções, principalmente contra fungos e bactérias. Quando as contagens desta linha celular estão baixas, os indivíduos são mais suscetíveis às infecções.[18]

A febre durante a neutropenia é, geralmente, a única indicação de presença infecciosa, e isso ocorre em virtude da supressão dos demais marcadores inflamatórios.[7,18]

O risco de infecção também está associado ao tempo e intensidade da neutropenia experimentada pelo indivíduo. Quanto mais prolongada e menor a contagem de neutrófilos, maior o risco associado.[18]

A prevenção e manejo adequado da neutropenia febril têm grande relevância por causa dos problemas e riscos associados a este quadro, por exemplo: acometimento renal, hipotensão, acometimento cardíaco e respiratório. A taxa de mortalidade associada às intercorrências é de 11%.[18]

Existem descritos em literatura *guidelines* de prevenção e tratamento da neutropenia febril, a mais recente publicação da *Infectious Diseases Society of America*, em 2010, que determina as melhores práticas para o manejo da situação.[7]

Uma medida bastante utilizada para manejo e prevenção da neutropenia é o uso de fator estimulador de colônia de granulócitos (G-CSF). Esse medicamento é primariamente utilizado em pacientes com alto risco para desenvolver neutropenia e febre.[7]

De acordo com o *guideline* publicado, a neutropenia febril deve ser abordada de forma sistêmica e organizada. A princípio, é necessário ter conhecimento sobre os valores de neutrófilos circulantes, isto, por intermédio da análise do hemograma, que permite o entendimento do panorama do cuidado a ser prestado. Seguindo, a verificação da temperatura é ponto crucial para o tratamento. As diretrizes espanholas determinam a ocorrência de febre à temperatura axilar maior ou igual a 38°C ou, segundo as diretrizes americanas, a temperatura oral de 38,3°C. No Brasil, a temperatura axilar é mais utilizada para verificação, sendo a temperatura de 37,8°C considerada. O padrão se assemelha as diretrizes americanas, visto que a temperatura oral de 38,3°C equivale a 37,8°C na temperatura axilar.[20]

Depois da verificação da temperatura é iniciada a contagem do "tempo ouro" para início de antibiótico, preconizado em até uma hora a partir da verificação da febre. Porém, antes do início do antibiótico, existem etapas que precisam ser cumpridas: realizar coleta de hemocultura pareada, em caso de presença de acesso venoso central realizar coleta do cateter (todos os lúmens) e via periférica, em caso de ausência de cateter central, realizar duas coletas periféricas em membros com lateralidade oposta. Coletar também exames laboratoriais como hemograma, prova de função renal e hepática, eletrólitos, lactato, proteína C reativa, procalcitonina (quando disponível no serviço). Coleta de urina também pode ser realizada. Radiografia de tórax é preconizada apenas para indivíduos com sintomas respiratórios.[18-21]

Para determinação da via de administração do antibiótico a ser utilizado é considerada a estratificação do risco individual associado à neutropenia. É considerado de alto risco o indivíduo que apresenta neutropenia prolongada e grave e/ou associada à comorbidades como hipotensão, pneumonia, dor abdominal, e de baixo risco os que têm breves períodos de neutropenia e nenhuma ou pouca comorbidade. Para os indivíduos com alto risco é determinado o uso de antibiótico por via endovenosa e de baixo risco podendo ser por via oral.[7,18-20]

Existem antibióticos já determinados de acordo com a estratificação do risco evidenciado, porém, sem os resultados das culturas o início do antibiótico em tempo oportuno é empírico.[7]

Para indivíduos de alto risco, que requerem internação para antibioticoterapia endovenosa, a recomendação é a de iniciar monoterapia com agentes β-lactâmicos, que tem ação contra pseudomonas, como cefepima, carbapenêmicos ou piperacilina-tazobactam. Em caso de complicações associadas, como hipotensão, pneumonia, entre outras, outros agentes antimicrobianos podem ser adicionados, por exemplo, aminoglicosídeos, fluoroquinolonas e/ou vancomicina.[7]

É importante atentar-se as particularidades de cada indivíduo, levando em consideração as alergias evidenciadas. Indivíduos alérgicos a penicilinas geralmente toleram cefalosporinas. Porém, os que apresentaram anteriormente reações imediatas (broncoespasmo e urticária) devem ser tratados com combinações que evitem β-lactâmicos e carbapenêmicos, como, ciprofloxacino associada a clindamicina.[7]

De acordo com a avaliação clínica específica, indivíduos com baixo risco podem realizar o tratamento com antibioticoterapia por via endovenosa ou por via oral em regime ambulatorial. A prescrição de ciprofloxacino associado à amoxacilina-clavulanato é bastante utilizada para o tratamento empírico por via oral.[7]

Indivíduos que apresentam neutropenia afebril e com presença de outros sinais ou sintomas devem ser tratados como alto risco, necessitando, então, de hospitalização para observação e antibioticoterapia endovenosa.[7]

O manejo clínico do tratamento com antibióticos deve ser realizado e reavaliado constantemente. Por vezes, o tratamento proposto precisará ser modificado de acordo com as evidências clínicas e laboratoriais. É importante acompanhar as culturas coletadas no momento da febre, pois pode haver crescimento de agentes que possivelmente sejam resistentes ou respondam melhor a outras classes de antimicrobianos.[7]

A maior toxicidade observada durante o tratamento oncológico é a neutropenia, que predispõe os pacientes a infecções, que podem prejudicar o prognóstico e a qualidade de vida, daí a importância do diagnóstico oportuno e tratamento em tempo hábil.[21]

É muito importante o início rápido do antibiótico a partir da identificação da febre. Estudos demonstram que a sobrevida do paciente é inversamente proporcional ao tempo de início de antibiótico. A demora para administração da terapia durante a neutropenia febril pode comprometer a imunidade do indivíduo e aumentar o risco de morte por sepse. É preconizado o início de antibiótico em até 60 minutos, porém, nestes estudos recentes, é determinado que quanto menor o tempo e melhor o desfecho.[21,22]

Sepse

Sepse é uma resposta sistêmica a um conjunto de manifestações graves decorrentes a um processo de infecção. Podendo assim levar o indivíduo a uma sepse grave ou choque séptico. A sepse grave consiste em disfunção aguda de órgãos secundários ou suspeita. O Choque séptico é definido como sepse grave mais hipotensão não revertida com líquido e ressuscitação. Sepse grave e choque séptico são importantes cuidados em saúde afetando milhões de pessoas em todo o mundo, por tratar-se de um problema grave que atinge um em cada quatro indivíduos levando à morte. Aumentando assim cada vez mais a incidência, semelhando as mortes relacionadas aos casos de politrauma, infarto agudo do miocárdio (IAM) ou acidente vascular cerebral (AVC).[23]

A adequação da terapia indicada nas primeiras horas de sepse grave é susceptível de influenciar o desfecho de resultado. Diretrizes atuais recomendam o início de antibioticoterapia em até uma hora, espelhando ao padrão ouro *Surviving Sepsis Campaing*.[23]

O desempenho de melhoria no atendimento da sepse tem associado melhores resultados aos pacientes. A adesão aos indicadores de qualidade mostra um atendimento mais objetivo e cuidadoso. O manejo da sepse requer uma abordagem multidisciplinar (Médico, Enfermeiros, Farmacêuticos e Nutricionistas). A avaliação no processo requer educação, desenvolvimento e implementações de protocolos e coletas de indicadores que facilitem a melhoria no processo. A educação continuada com sessões de *feedback* sobre a conformidade dos indicadores pode ajudar as áreas a identificar seus pontos de melhorias. A implementação do "pacote sepse" leva à melhoria contínua na qualidade do atendimento reduzindo a mortalidade associada à sepse. Com uma análise de 32.000 prontuários de pacientes reunidos em 239 hospitais em 17 países. (De acordo com Dellinger et al. in Surviving Sepsis Campaign: International Guidelines for Management of Severe Sepsis and Septic Shock, 2012.)[23]

A recomendação de coletas de culturas antes do início do antibiótico é indicada para o reconhecimento do patógeno causador da infecção. A indicação é a coleta de dois pares de hemoculturas com dois pontos diferentes e se possível cultura de outros locais de fluidos corporais como: urina, líquido cefalorraquidiano, feridas e secreções respiratórias que possam ser a fonte da infecção. Essa conduta deve ser realizada antes da terapia antimicrobiana ser iniciada. Embora a amostragem não deva atrasar administração de agentes antimicrobianos em pacientes com sepse. Respeitando o padrão de início de antibiótico em até uma hora.[23]

Dentre as recomendações, podemos seguir as normas e orientações citadas na Tabela 5.1.[23]

Tabela 5.1
Padrões de prática segundo Surviving Sepsis Campaign[23]

SURVIVING SEPSIS CAMPAIGN BUNDLES
A ser preenchido dentro de 3 horas:
1) Medir o nível de lactato.
2) Obter hemoculturas antes da administração de antibióticos.
3) Administrar antibióticos de amplo espectro.
4) Administrar 30 mL/kg de cristaloide para hipotensão ou lactato 4 mmol/L.
A ser preenchido dentro de 6 horas:
5) Aplicar vasopressores (para hipotensão que não responde à ressuscitação fluídica inicial) manter a pressão arterial média (PAM)? 65 mmHg.
6) No caso de hipotensão arterial persistente apesar da ressuscitação volêmica (sepse choque) ou lactato inicial 4 mmol/L (36 mg/dL): • Medir a pressão venosa central (PVC) • Medir a saturação de oxigênio venoso central ($ScvO_2$)
7) Recoletar o lactato se o lactato inicial estivesse elevado

Fonte: Dellinger et al. in Surviving Sepsis Campaign: International Guidelines for Management of Severe Sepsis and Septic Shock, 2012.[23]

Embora inúmeros estudos estejam direcionando o tratamento ideal para a sepse e choque séptico é um processo dinâmico e evolutivo. A medicina como um todo tem evoluído e em processo de aperfeiçoamento. Não podemos deixar de ressaltar a atuação da equipe multiprofissional de forma e tempo adequado, contribuindo para as melhores taxas de sobrevida.[23]

A principal causa de morte decorrente à infecção é a sepse. Sendo assim, caso não reconhecido precocemente e instituído, os tratamentos adequados às taxas de morte aumentam. Estudos mostram que no Brasil cerca de 13% de todas as mortes entre os anos de 2002 e 2010 estão associados a sepse. Assim a sepse representa um grande problema de saúde publica em todos os países.[24]

O cuidado de enfermagem frente à neutropenia e neutropenia febril

A equipe de enfermagem atua prontamente junto ao indivíduo desde o momento da investigação diagnóstica, seguimento do tratamento até mesmo durante o luto quando há indisponibilidade de recursos terapêuticos. É uma profissão que ultrapassa, muitas vezes, os limites impostos para que o atendimento prestado seja realizado de forma digna.[25]

O enfermeiro, a frente da equipe de cuidados, é especializado, capaz de traduzir os conhecimentos técnico/científicos para a linguagem humana, de forma competente e ética.[25]

O cuidar em oncologia é amplo, transcende a cura, e implica no empoderamento do profissional sobre os conhecimentos, sobre a doença e estudos específicos acerca do indivíduo a ser cuidado.[25, 26]

A equipe de enfermagem tem contato contínuo com o paciente, conhecendo-o minuciosamente. Sendo assim, os enfermeiros são capazes e habilitados a reconhecer as alterações associadas ao tratamento, por exemplo, a neutropenia.[27]

É importante estratificar e identificar os indivíduos que tenham risco em desenvolver neutropenia e monitorar os que já desenvolveram o quadro, sendo possível minimizar os impactos e possíveis danos ocasionadas por essa situação.[27]

Para tal, é relevante que o enfermeiro esteja inserido na assistência de forma que o permita reconhecer os sinais da neutropenia e neutropenia febril de forma oportuna, permitindo sua atuação na proteção ao indivíduo. Esse cuidado permite a redução do tempo de hospitalização e custos gerados com tratamento.[27]

Algumas rotinas são descritas em literatura sobre a atuação sistematizada do enfermeiro para prevenção e recuperação do paciente neutropênico.

O envolvimento do paciente e da família no tratamento por meio da educação continuada tem total relevância neste período. Saber sobre a incidência e ocorrência da neutropenia evita complicações futuras. Explicar de forma assertiva e definir o que é neutropenia e os riscos associados a este momento, elucidando de forma clara e objetiva a questão do déficit da imunidade, fazendo entender que infecções oportunistas podem se valer desta condição, traz ao paciente e familiares o conhecimento amplo sobre esta fase crucial e muito experimentada por ambos.[27,28]

Aproveitando o engajamento em orientações, no que se refere ao cuidado compartilhado entre equipe e familiares/cuidadores, algumas medidas podem ser orientadas: higiene das mãos, higiene corporal adequada, cuidados com a região perineal, restrição de visitas com infecções respiratórias e cuidados com manejo de flores e animais, são exemplos.[27–29]

No que diz respeito à estrutura física protetiva durante a internação, pode ser necessário a acomodação do paciente em quartos com pressão negativa, instituir isolamentos, manter janelas dos quartos fechadas, filtros de ar de alta eficiência dentro dos quartos, uso de máscara ao sair do leito.[28,29]

A respeito do enfermeiro, é de grande importância, a princípio, reconhecer a neutropenia por meio do controle de exames laboratoriais, isso permitirá entender o grau de neutropenia instalada no paciente, podendo prever a ocorrência de febre em algum momento. Conhecer o protocolo quimioterápico realizado e o potencial citotóxico dos agentes administrados, bem como o tipo de câncer a ser tratado – estudos demonstram que 80% dos pacientes que realizam tratamento para doenças onco-hematológicas podem desenvolver neutropenia. Realizar exame físico minucioso, que permite a identificação de lesões, sinais ou sintomas que predizem a febre durante a neutropenia. É muito importante também, trazer à realidade do cuidado os conhecimentos científicos sobre neutropenia, neutropenia febril, sepse, sepse grave e choque séptico e, por exemplo, uso de fatores estimuladores de colônia de granulócitos (G-CSF).[27–30]

Durante a incidência da neutropenia febril, o enfermeiro deve ter o comando da situação, com a finalidade de organizar a equipe e sistematizar a atuação de forma rápida e objetiva. É de grande importância a identificação precoce da febre, seguida da comunicação com a equipe médica e coleta de culturas, nesta fase, conhecer as vias de acesso disponíveis para que todas sejam contempladas na análise, e início rápido de antibiótico e controle da hipertermia.[29]

A atuação do enfermeiro em oncologia é ampla e demanda conhecimento e habilidade. O enfermeiro está em uma posição única e estratégica, responsável pela junção entre as diversas especialidades envolvidas no cuidado multiprofissional.[27]

O foco principal do cuidado ao paciente neutropênico é mantê-lo seguro, e o enfermeiro tem esta oportunidade quando baseia o cuidado em referências científicas e técnicas adequadas. O envolvimento da equipe multiprofissional, familiares e paciente no processo educacional permite a formação de uma rede de cuidados efetiva e capaz de prevenir danos.[27]

Referências

1. Santos RC. Estudo da interação dos quimioterápicos antineoplásicos Ifosfamida e Ciclofosfamida com o DNA, utilizando biossensores eletroquímicos. (Dissertação de mestrado). São Luiz: Universidade Federal do Maranhão. 2018.
2. Desai K, Misra P, Kher S, Shah N. Clinical confirmation to demonstrate similarity for a biosimiliar pegfilgrastim: a 3-way randomized equivalence study for a proposed biosimilar pegfilgrastim versus US-licensed and EU-approved reference products in breast cancer patients receiving myelosuppressive chemotherapy. Exp Hematol Oncol. 2018.
3. Wen O, Yu L, Di D, Fuxiang Z, Conghua X. The change in peripheral blood monocyte count: A predictor to make the management of chemotherapy-induced neutropenia. J Can Res Ther. 2018; 14(10):565-570.
4. Anazoeze M, Sunday O, Obike I, Awele C, Kenechi M. Comparision of absolute neutrophil to CD4 lymphocyte value as a marker of immunosuppression in cancer patientes on cytotoxic chemotherapy. AJOL. 2015; 15(2).
5. Crawfor J, Dale DC, Lyman GH. Chemotherapy-induced neutropenia risks, consequences, and new directions for its managements. Cancer. 2004; 100: 228-237.
6. Wingard JR, et al. Treatment of neutropenic fever syndromes in adults with hematologic malignancies and hematopoietic cell transplant recipients (high-risk patients). UpToDate [base de dados online]. 2018. [Acesso em 01 de outubro de 2018]. Disponível em https://www.uptodate.com/contents/treatment-of-neutropenic-fever-syndromes-in-adults-with-hematologic-malignancies-and-hematopoietic-cell-transplant-recipients-high-risk-patients#H154973506.
7. Freifeld AG, et al. Clinical practice guideline for the use of antimicrobial agents in neutropenic patients with cancer: 2010 update by the infectious diseases society of america. Clin Infect Dis. 2011; 52(4):e56.
8. Chen K, Zhang X, Deng H, Zhu L, Su F, Jia W, et al. Clinical predictive models for chemotherapy-induced febrile neutropenia in breast cancer patients: a validation study. PLoS ONE. 2014; 9(6): e96413.
9. Weycker D, Barron R, Edelsberg J, Kartashov A, Legg J, Glass AG. Risk and consequences of chemotherapy-induced neutropenic complications in patients receiving daily filgrastim: the importance of duration of prophylaxis. BioMed Central. 2014.
10. Wang L, Baser O, Kutikova L, Page JH, Barron R. The impact of primary prophylaxis with granulocyte colony-stimulating factors on febrile neutropenia during chemotherapy: a systematic review and meta-analysis of randomized controlled trials. Support Care Cancer. 2015; 23: 3131.
11. Nascimento TG, Andrade M, Oliveira RA, Almeida AM, Gozzo TO. Neutropenia: occurrence and management in women with breast cancer receiving chemotherapy. Rev. Latino-Am. Enfermagem. 2014: 22(2).
12. Rivera-Salgado Daniel, Valverde-Muñoz Kathia, Ávila-Agüero María L. Febrile neutropenia in cancer patients: management in the emergency room. Rev. chil. infectol. [Internet]. 2018 [cited 2018 Oct 01]; 35(1):62-71.
13. Silva IC. Neutrófilos: aspectos clássicos, plasticidade e novas funções imunorregulatórias. RIEE. 2015; 7;35-46.
14. Fonseca RB, Secoli SR. Terapia farmacológica em transplante de medula óssea: contribuição para a prática da enfermagem. Rev. Bras. Onc. Clín. 2006; 3(8):13-18.
15. Moreau M, Klastersky J et al. A general chemotherapy myelotoxicity score to predict febrile neutropenia in hematological malignancies, Annals of Oncology. 1 March 2009; 20(3):513-9.
16. Blay JY, Chauvin F, Le Cesne A et al. Early lymphopenia after cytotoxic chemotherapy as a risk factor for febrile neutropenia, J Clin Oncol. 1996; 14:636-43.
17. Lalami Y, Paesmans M, Muanza F, Barette M et al. Can we predict the duration of chemotherapy-induced neutropenia in febrile neutropenic patients, focusing on regimen-specific risk factors? A retrospective analysis, Annals of Oncology. 2006; 17(3):507-14.
18. Taplitz RA, Kennedy EB, Bow EJ et al. Outpatient management of fever and neutropenia in adults treated for malignancy: american society of clinical oncology and infectious diseases society of america clinical practice guideline update. J Clin Oncol: 2018; 36:1-11.
19. Brasil SAB et al. Sistematização do atendimento primário de pacientes com neutropenia febril: revisão de literatura. Arq Med Hosp Fac Cienc Med Santa Casa São Paulo. 2006; 51(2):57-62.
20. Sociedade Brasileira de Pediatria. Departamento de oncologia. Diretrizes para o manejo inicial da neutropenia febril, após quimioterapia, em crianças e adolescentes com câncer: 2018; 2:1-8.
21. Perron T, Emara M, Ahmed S. Time to antibiotics and outcomes in cancer patients with febrile neutropenia: BMC Health Services Research: 2014; 14(162).
22. Rosa RG, Goldani LZ. Cohort study of the impact of time to antibiotic administration on mortality in patients with febrile neutropenia: antimicrobial agents and chemotherapy. 2014; 7(58):3799-803.
23. Dellinger RP, et al. Society of Critical Care Medicine. Surviving Sepsis Campaign: International

Guidelines for Management of Severe Sepsis and Septic Shock: 2012. USA, 2012.

24. Taniguchi LU, Bierrenbach A, Toscano CM, Schettino G, Azevedo L. Sepsis-related death in Brazil: na analysis of the national mortality registry from 2002 to 2010. Crit Care. 2014; 18:608.
25. Paro D, Paro J, Ferreira DLM. O enfermeiro e o cuidar em oncologia pediátrica. Arq Ciênc Saúde. 2005; 12(3);151-57.
26. Recco DC, Luiz CB, Pinto MH. O cuidado prestado ao paciente portador de doença oncológica: na visão de um grupo de enfermeiras de um hospital de grande porte do interior do estado de São Paulo. Arq Ciênc Saúde. 2005; 12(2):85-90.
27. Osman SMT, Bayoumy HMM. Effectiveness of a Nursing Intervention Protocol for Chemotherapy Induced Neutropenia: Nurses and Patients' Related Outcome. Ann Nurs Pract. 2015; 3(1): 1038.
28. Bryant AL, Walton A, Albrecht TA. Management of febrile neutropenia in a patient with acute leukemia. J Emerg Nurs. 2014; 40(4):377-81.
29. Keeping neutropenic patients safe. Official Journal of ANA: American Nurses Association. 2009; 4(3).
30. Lima MC, Pereira GR. Neutropenia febril: revisão da literatura em pacientes oncológicos. Revista Interdisciplinar do Pensamento Científico: 2017; 3(1), artigo nº 09.

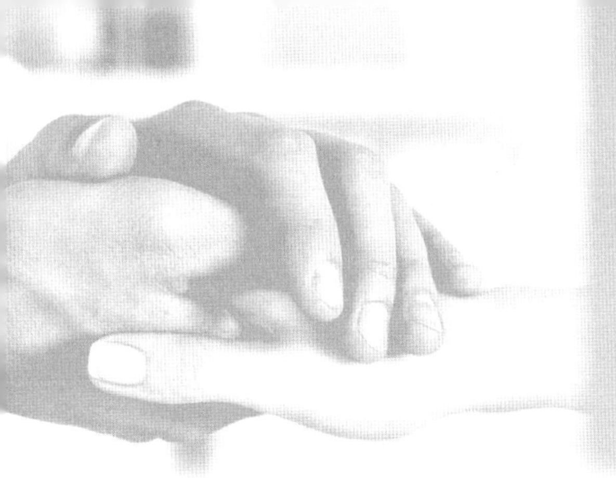

Capítulo 6

Luciana Lopes Manfredini

Cuidados Paliativos e Dor na Oncologia

Introdução

Cuidado Paliativo (CP) é o cuidado centrado no paciente e seus familiares/cuidadores, que visa antecipar, prevenir e reduzir o sofrimento, promovendo o enfrentamento adaptativo e apoiando a melhor qualidade de vida possível, independente do estágio da doença ou das terapias utilizadas.[1]

O paciente com câncer e sua família, desde o diagnóstico, muitas vezes se deparam com as situações indicadas para os CPs; o paciente pode ser metastático ao diagnóstico, ter dificuldade de compreensão de seu prognóstico, do controle de sintomas, entre outros. Portanto, a literatura recomenda (Tabela 6.1) que além das indicações previstas para que o paciente seja encaminhado, o melhor seria iniciá-lo desde o diagnóstico da doença; esse início precoce auxilia em tais questões, facilitando a autonomia do paciente, acesso à informação e suas escolhas acerca de seu tratamento.[1-3]

O CP concomitante ao tratamento curativo foca as necessidades do paciente e sua família, e passa a ser o foco principal do cuidado, quando o tratamento curativo ou prolongador da vida já não é efetivo, apropriado ou desejado.[1]

Tabela 6.1
Recomendações de encaminhamento aos cuidados paliativos

- Doença potencialmente limitante da vida
- Sintomas descontrolados
- Angústia relacionada com o diagnóstico ou tratamento graduada como moderada/severa
- Comorbidades física, psiquiátrica e psicossocial graves
- Dificuldade de compreensão do prognóstico
- Tumores metastáticos
- Preocupações do paciente/familiar/cuidador sobre o curso da doença e tomada de decisão
- Solicitação do paciente/familiar/cuidador por cuidados paliativos
- Solicitação do paciente sobre abreviação da morte
- Baixo *performance status* (ECOG > 3 ou KPS < 50)

Fonte: adaptada de NCCN Guidelines, 2020.

Importante destacar que este cuidado só é possível com o auxílio de uma equipe multiprofissional, incluindo a equipe médica e de enfermagem, assistente social, psicólogo, capelães, farmacêuticos, nutricionistas, dentistas e fisioterapeutas, e incluindo mais profissionais que se fizerem necessários. Estimar em qual fase o paciente está auxilia no planejamento de metas para os cuidados paliativos. Pacientes que tem estimativa de vida de meses a anos tem prioridades diferentes de pacientes que estão em fase final de vida.[1]

A Palliative Performance Scale (Tabela 6.2) foi validada no Brasil, em 2002, e auxilia na avaliação do paciente em relação a sua funcionalidade. Quanto menor a porcentagem, mais próximo o paciente está ao final da vida, e desta forma, pode-se planejar da melhor maneira os cuidados relativos àquele paciente.[4–6]

Existem evidências crescentes de que a sobrevida do paciente está também relacionada com a qualidade de vida; para maximizarmos este aspecto, devemos avaliar os sintomas e tratá-los corretamente. Tais sintomas devem sempre ser tratados por uma equipe multiprofissional, visto que os sintomas em pacientes oncológicos muitas vezes estão associados com outros fatores, além dos fisiológicos.[1,2]

Manejo de sintomas

Durante o diagnóstico, tratamento e a fase final de vida, os sintomas podem estar presentes, individualmente ou em *clusters*. Independente da fase de tratamento, pacientes oncológicos podem apresentar dor, dispneia, anorexia/caquexia, constipação, diarreia, obstrução intestinal, náuseas e vômitos, fadiga, *delirium* e estresse psicológico, que afetam consideravelmente a qualidade de vida, o *status* funcional e mental destes pacientes. Muitas vezes, os pacientes oncológicos têm o foco no tratamento curativo e o cuidado não é centrado em seu bem-estar e suas preocupações, o que gera o manejo dos sintomas inadequado. Diversos estudos demonstram que esses *clusters* trazem prejuízos nos resultados de

Tabela 6.2
Palliative Performance Scale – PPS Versão 2

%	Deambulação	Atividade e evidência da doença	Autocuidado	Ingesta	Nível da consciência
100	Completa	Atividade normal e trabalho; sem evidência de doença	Completo	Normal	Completa
90	Completa	Atividade normal e trabalho; sem evidência de doença	Completo	Normal	Completa
80	Completa	Atividade normal com esforço; alguma evidência de doença	Completo	Normal ou reduzida	Completa
70	Reduzida	Incapaz para o trabalho; Doença significativa	Completo	Normal ou reduzida	Completa
60	Reduzida	Incapaz para o *hobbies*/ trabalho doméstico. Doença significativa	Assistência ocasional	Normal ou reduzida	Completa ou períodos de confusão
50	Maior parte de tempo sentado ou deitado	Incapacitado para qualquer trabalho. Doença extensa	Assistência considerável	Normal ou reduzida	Completa ou sonolência. +/– confusão
40	Maior parte do tempo acamado	Incapaz para a maioria das atividades. Doença extensa	Assistência quase completa	Normal ou reduzida	Completa ou sonolência. +/– confusão
30	Totalmente acamado	Incapaz para qualquer atividade. Doença extensa	Dependência completa	Normal ou reduzida	Completa ou sonolência. +/– confusão
20	Totalmente acamado	Incapaz para qualquer atividade. Doença extensa	Dependência completa	Mínima a pequenos goles	Completa ou sonolência. +/– confusão
10	Totalmente acamado	Incapaz para qualquer atividade. Doença extensa	Dependência completa	Cuidados com a boca	Sonolência ou coma. +/– confusão
0	Morte	–	–	–	–

tratamento, prognóstico da doença, estado funcional e qualidade de vida, quando comparados aos pacientes que apresentam sintomas únicos e são associados a diferentes variáveis, compartilhando mecanismos subjacentes ou não.[1,3]

Uma revisão sistemática identificou quatro agrupamentos comuns de sintomas entre pacientes com câncer avançado: ansiedade-depressão, náusea-vômito, náusea-perda de apetite e fadiga-dispneia-sonolência-dor.[3]

Para o tratamento dos sintomas, é necessário que eles sejam em primeiro lugar, bem avaliados. A Edmonton Symptom Assesment System (ESAS) (Figura 6.1) é um instrumento que realiza avaliação múltipla de sintomas comumente apresentados por pacientes paliativos (dor, fadiga, náusea, sono, sonolência, sensação de bem-estar, depressão, ansiedade, perda de apetite, dispneia), desenvolvido por Bruera *et al.*, em 1991. A versão brasileira foi validada com pacientes com câncer avançado em 2014, e verificou que o tempo médio de aplicação foi de 2 minutos, sendo assim, uma escala útil clinicamente e de fácil entendimento. A ESAS pode ser autoaplicada ou aplicada por um profissional e avalia os sintomas segundo a percepção do paciente nas últimas 24 horas.[8,9]

Dentre os sintomas apresentados pelos pacientes oncológicos, citamos a seguir os principais e seus cuidados.

≡ Dor

A dor é definida pela *International Association for the Study of the Pain* (IASP) como "uma experiência sensorial e emocional desagradável, associada a dano tecidual real ou potencial, ou descrita em termos de tais danos". Pacientes oncológicos devem sempre ser perguntados a respeito de dor; não devemos esperar que ele se queixe.[10,11]

Figura 6.1
Escala de avaliação de sintomas de Edmonton.

Esta é uma escala de avaliação de sintomas.
Você responderá a 10 itens com respostas que variam
de 0 (mínima intensidade) a 10 (máxima intensidade).
Por favor, circule o número que melhor descreve os seus sintomas nas últimas 24 horas.

Sem dor	0	1	2	3	4	5	6	7	8	9	10	Pior dor possível
Sem cansaço (fraqueza)	0	1	2	3	4	5	6	7	8	9	10	Pior cansaço (fraqueza) possível
Sem náusea (enjoo)	0	1	2	3	4	5	6	7	8	9	10	Pior náusea (enjoo) possível
Sem depressão	0	1	2	3	4	5	6	7	8	9	10	Pior depressão possível
Sem ansiedade	0	1	2	3	4	5	6	7	8	9	10	Pior ansiedade possível
Sem sonolência	0	1	2	3	4	5	6	7	8	9	10	Pior sonolência possível
Melhor apetite	0	1	2	3	4	5	6	7	8	9	10	Pior apetite possível
Melhor sensação de bem-estar	0	1	2	3	4	5	6	7	8	9	10	Pior sensação de mal-estar possível
Sem falta de ar	0	1	2	3	4	5	6	7	8	9	10	Pior falta de ar possível
Melhor sono	0	1	2	3	4	5	6	7	8	9	10	Pior sono possível

Fonte: Symptom Assesment System (ESAS-Br).

É um sintoma frequente, especialmente em doença avançada, acometendo cerca de 70% dos pacientes, e 1/3 dos pacientes não recebem o tratamento adequado para a dor. Além disso, entre os pacientes que sobrevivem a doença, de 5% a 10% experenciam a dor crônica de forte intensidade, que interferem em sua qualidade de vida.[10,11]

Avaliação da dor

É importante o enfermeiro atentar-se a uma avaliação adequada, para que a dor seja tratada da melhor maneira possível; essa avaliação deverá ser realizada por meio de escalas apropriadas à idade/condição do paciente. Existem diversos instrumentos que podem ser aplicados, de acordo com o momento e entendimento de cada paciente. Os instrumentos unidimensionais avaliam a intensidade dos sintomas, buscando obter rápidas informações a respeito do quadro doloroso; os multidimensionais avaliam a dor em relação a aspectos físicos, sociais e psicológicos; na prática clínica, pouco utilizam-se as escalas multidimensionais, por demandarem maior tempo e entendimento para aplicação. A Tabela 6.3 sintetiza alguns tipos de escalas validadas na literatura para avaliação da dor.[10]

- **Escala de faces revisada:** desenvolvida para crianças, sendo também utilizada no Brasil para pacientes que tenham dificuldade de conceituar a dor utilizando a escala numérica. A revisão estabeleceu uma conexão com pontuação de 0 a 10, facilitando a interpretação para tratamento da dor. A IASP recomenda que ao aplicar a escala, utilize-se de uma pequena explicação, dizendo que a face demonstra o quanto algo pode doer, sendo que a primeira face não demonstra nenhuma evidência de dor e as faces seguintes demonstram cada vez mais dor, até a última face que demonstra muita dor; em seguida, pede-se para que o indivíduo aponte a face que demonstre melhor a dor que está sentindo.[12]
- **Escala visual/verbal numérica:** escala de simples utilização, em que se questiona ao paciente qual a intensidade de sua dor entre 0 (nenhuma dor) e 10 (pior dor imaginável). Considera-se uma dor leve de 1 a 4 pontos, moderada de 5 a 7 pontos e intensa de 8 a 10 pontos.[10]
- **Avaliação da dor no paciente não comunicativo (NOPPAIN-Br):** instrumento desenvolvido para avaliação da dor em pacientes não comunicativos, em 2004, e validada no Brasil em 2011 (Figura 6.2). É formado por quatro seções que descrevem situações de cuidados diários, comportamentos de dor e uma escalada descritiva de intensidade subjetiva para associação a dor. A soma dos escores indicará um escore final, que varia de 0 (nenhuma concordância) a 10 (concordância muito boa).[13]
- **Avaliação da dor em pacientes com demência avançada (Escala da PAINAD):** ferramenta utilizada em pacientes com demência avançada, que apresenta uma lista de definições para cada item, com variação de 0 a 10 pontos (Tabela 6.4), utilizando o mesmo padrão de avaliação da escala visual/verbal numérica. Foi traduzida e validada para o português brasileiro em 2014.[14]

Tabela 6.3
Recomendação de escalas utilizadas para avaliação da dor de acordo com cada perfil de paciente.

Idade/condição	Escala indicada
Crianças de 3 a 7 anos/ adultos não alfabetizados	Escala de Faces Revisada
Adultos alfabetizados	Escala verbal/visual numérica
Adultos com demência avançada	PAINAD
Paciente não comunicativo	NOPPAIN-Br
Adulto – escala multidimensional	Inventário breve da dor Escala de McGill

Não se deve esquecer da avaliação da dor em seu contexto no que se refere a dor total: conceito dado por Cicely Saunders, a

Figura 6.2
Escala NOPPAIN-Br.

NOPPAIN-Br

(Versão brasileira do *Instrumento de Avaliação da Dor em Paciente Não Comunicativo*)

Nome do avaliador:	
Nome do paciente:	
Data:	
Horário:	

Instruções: o profissional de enfermagem deve completar pelo menos 5 minutos de cuidados diários para o paciente, enquanto observa os comportamentos de dor. Ambas as páginas deste formulário devem ser completadas imediatamente após as atividades de cuidado.

I. LISTA DE VERIFICAÇÃO DE ATIVIDADES Marque "Sim" ou "Não" para cada item nas colunas A e B		**A** Você fez isso?	**B** Você observou dor durante esta atividade?
A. Colocou o paciente na cama OU viu o paciente se deitar	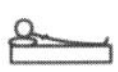	S N	S N
B. Virou o paciente no leito	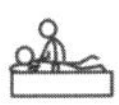	S N	S N
C. Transferiu o paciente (do leito para cadeira, da cadeira para leito, de pé ou de cadeira de rodas para o banheiro)	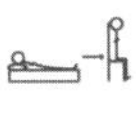	S N	S N
D. Sentou o paciente (cadeira ou leito) OU viu o paciente se sentando	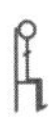	S N	S N
E. Ajudou o paciente a ficar de pé OU viu o paciente ficar de pé	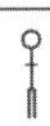	S N	S N
F. Vestiu o paciente	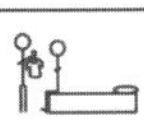	S N	S N
G. Alimentou o paciente	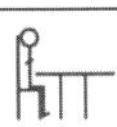	S N	S N
H. Ajudou o paciente a caminhar OU viu o paciente caminhar	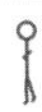	S N	S N
I. Deu banho de chuveiro no paciente OU deu banho de leito no paciente	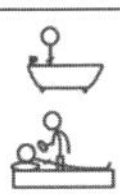	S N	S N
Pontuação: Some o número de caselas que você marcou na coluna B, que contenham "Sim" (S)		**TOTAL 1**	

II. COMPORTAMENTO DE DOR
O que você viu e ouviu durante o atendimento?

Palavras de dor?
Isto dói!
Aiaiai!
Pare com Isso!

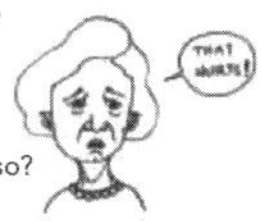

Você observou isso?
S N
Qual foi a intensidade das palavras de dor?
0 1 2 3 4 5
Menor intensidade possível — **Maior** intensidade possível

Faces de dor?
Caretas
Contrações
Testa franzida

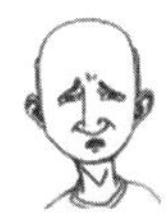

Você observou isso?
S N
Qual foi a intensidade das faces de dor?
0 1 2 3 4 5
Menor intensidade possível — **Maior** intensidade possível

Ruídos de dor?
Gemidos Grunhidos
Murmúrios Respiração
Suspiros

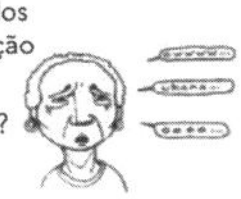

Você observou isso?
S N
Qual foi a intensidade dos ruídos de dor?
0 1 2 3 4 5
Menor intensidade possível — **Maior** intensidade possível

Segurando? Apoiando? Suportando?
OBS: *posição antálgica (posição para aliviar dor)*
Rigidez
Segurando, protegendo
Testa franzida

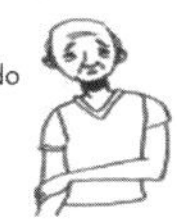

Você observou isso?
S N
Qual foi a intensidade das faces de dor?
0 1 2 3 4 5
Menor intensidade possível — **Maior** intensidade possível

Friccionando?
Massageando a Você

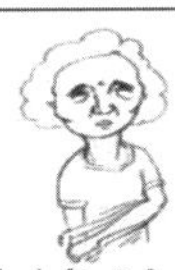

Você observou isso?
S N
Qual foi a intensidade da fricção?
0 1 2 3 4 5
Menor intensidade possível — **Maior** intensidade possível

Inquietação?
Balançando

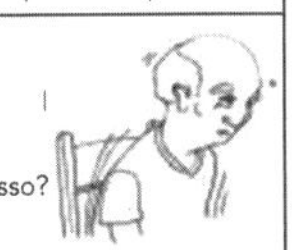

Você observou isso?
S N
Qual foi a intensidade da inquietação?
0 1 2 3 4 5
Menor intensidade possível — **Maior** intensidade possível

Pontuação:
a. Some o número de caselas que você marcou que contenham "Sim" (S)
TOTAL 2a

b. Some os números que você circulou nas escalas de intensidade
TOTAL 2b

Se o paciente relatou dor, ou a pontuação do NOPPAIN-Br for 3, comunique a condição ao enfermeiro para um exame mais abrangente.

Intensidade da dor
Avalie a dor do paciente, no nível mais alto que você a observou durante o cuidado

0 1 2 3 4 5 6 7 8 9 10
Nenhuma (0) – Leve (1–2) – Moderada (4–6) – Forte (8) – Pior dor (10)

TOTAL 3

Pontuação NOPPAIN-Br				
TOTAL 1	**TOTAL 2a**	**TOTAL 2b**	**TOTAL 3**	**PONTUAÇÃO NOPPAIN**

Fonte: Symptom Assesment System (ESAS-Br).

Tabela 6.4
Escala de avaliação de dor em demência avançada (PAINAD-Br).

Instruções: Observe o paciente por cinco minutos antes de pontuar os comportamentos dele ou dela. Pontue os comportamentos de acordo com a tabela a seguir. As definições de cada item são fornecidas na página seguinte. O paciente pode ser observado em diferentes condições (por exemplo, em repouso, durante uma atividade agradável, durante recebimento de cuidados, depois de receber medicação para dor).

Comportamento	0	1	2	Pontuação
Respiração Independente de vocalização	• Normal	• Dificuldade ocasional para respirar • Curto período de hiperventilação	• Respiração ruidosa e com dificuldades • Longo período de hiperventilação • Respiração Cheyne-Stokes	
Vocalização negativa	• Nenhuma	• Resmungos ou gemidos ocasionais • Fala baixa ou em baixo tom, de conteúdo desaprovador ou negativo	• Chamados perturbadores repetitivos • Resmungos ou gemidos altos • Choro	
Expressão facial	• Sorrindo ou inexpressiva	• Triste • Assustada • Franzida	• Careta	
Linguagem corporal	• Relaxada	• Tensa • Andar angustiado/aflito de um lado para o outro • Inquietação	• Rígida • Punhos cerrados • Joelhos encolhidos • Puxar ou empurrar para longe • Comportamento agressivo	
Consolabilidade	• Sem necessidade de consolar	• Distraído(a) ou tranquilizado(a) por voz ou toque	• Incapaz de ser consolado(a), distraído(a) ou tranquilizado(a)	
				Total

Pontuação:
O total de pontos varia de 0–10 pontos. Uma possível interpretação da pontuação é: 1–3 = dor leve; 4–6 = dor moderada; 7–10 = dor severa. Estas variações são baseadas numa escala padrão de dor de 0–10, mas não foram comprovadas na literatura para essa avaliação.

dor total considera além dos sintomas físicos, fatores psicológicos, sociais e espirituais. O paciente oncológico traz consigo o estresse, o estigma da doença e preocupações relacionadas com a morte, e por diversas vezes, o enfrentamento difícil relaciona-se com a dor física. Nestes casos, a melhor escala a ser utilizada para dor, é uma escala que considere fatores multidimensionais, e não apenas a graduação da dor física.[10,15]

Definir o tipo de dor antes de iniciar o tratamento também é necessário, para que o paciente seja tratado adequadamente: há diferenças na terapia quando a dor é neuropática, visceral ou somática.[15]

Tratamento

A escada analgésica foi construída pela Organização Mundial da Saúde (OMS) para auxiliar no tratamento a dor. Uma sugestão, sobre esta escada, foi revista e adaptada, incluindo novas medicações e métodos invasivos de tratamento, visto que a escada englobava cerca de 70% a 80% dos tratamentos de dor, especialmente em pacientes oncológicos.[15,16]

No 1º degrau, indica-se a utilização de analgésicos não opioides (paracetamol, dipirona) e anti-inflamatórios não esteroides (AINES); o 2º degrau, indica-se a utilização de analgésicos fracos; o 3º degrau indica a utilização de opioides fortes, metadona, e medicações transdérmicas, e o 4º degrau indica métodos invasivos como bloqueios, bomba de PCA, estimulação espinhal, em pacientes com dor crônica (Figura 6.3). A utilização de adjuvantes que incluem ansiolíticos, antidepressivos, hipnóticos e anticonvulsivantes/antiepiléticos, permanece recomendada, de acordo com cada indicação. A escada também pode ser bidirecional, com uma via ascendente lenta e descendente rápida para dores agudas de intensidade severa e dor crônica não controlada. Atualmente, a morfina é amplamente utilizada e recomendada como tratamento de primeira linha para a dor oncológica.[15-18]

Em pacientes que fazem uso de opioides e métodos invasivos, deve-se lembrar dos cuidados acerca do uso de cada via e medicação prescrita. Alguns cuidados importantes são citados na Tabela 6.5.

Em todas as circunstâncias, a equipe deve discutir a importância de manter medicações para o uso de resgate. Os resgates são necessários em momentos em que o paciente sente dor fora dos horários da medicação, e que necessitem de alívio. Também, deve-se manter a atenção ao número de resgates utilizados durante o dia, e em quais circunstâncias foram realizadas essas doses – se muito frequentes, há necessidade de ajuste da dose para manutenção do controla da dor.[10,15-19]

A reavaliação da dor deve ser contínua no paciente hospitalizado. Para o paciente ambulatorial, a cada retorno o mesmo deve ser questionado a respeito do uso das medicações e orientado a procurar a equipe caso esteja sentindo muitos episódios de dor durante o dia, avaliando a dor de acordo com as escalas recomendadas.[10,15,19]

A radioterapia paliativa deve ser especialmente indicada para dores associadas a metástases ósseas. Nesse caso, a utilização de bifosfonatos também deve ser considerada, facilitando a reabsorção do cálcio.[10,15]

Em casos extremos de dor refratária, a sedação paliativa deve ser considerada.[10-15]

Figura 6.3
Escada analgésica adaptada da dor.

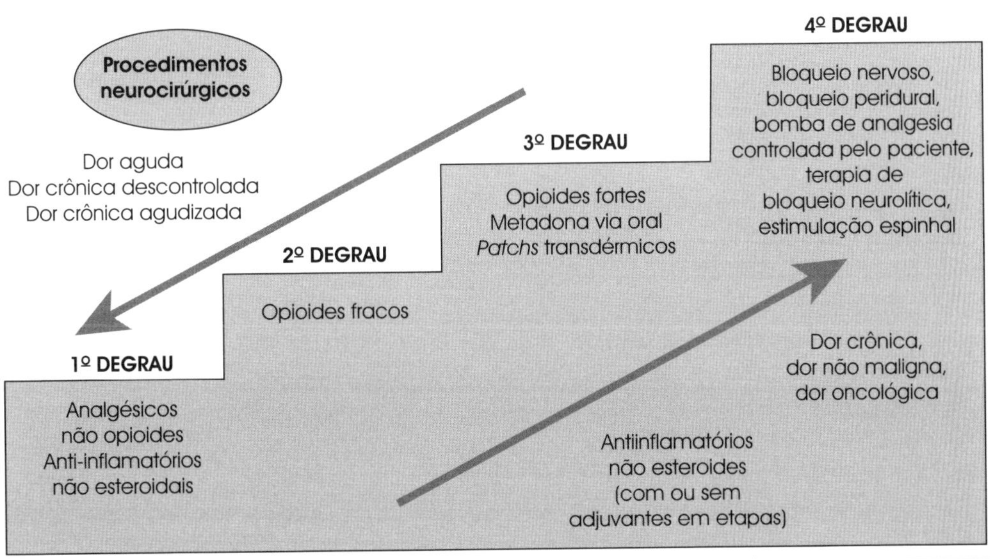

Tabela 6.5
Cuidados de enfermagem para pacientes em tratamento para dor.

Tipo de intervenção/ tratamento	Cuidados
Uso de opioides	• Verificação de frequência e padrão respiratório: risco de depressão/insuficiência respiratória – atenção especial aos pacientes idosos. • Verificar pressão arterial e sinais de hipotensão (fadiga e tonturas): risco de hipotensão. • Verificar frequências de eliminações: tendência a constipação induzida pelo opioide. • Orientação de ingesta hídrica adequada ao peso e uso de laxativos concomitantes a terapia. • Interação medicamentosa com relaxantes musculares: atenção ao efeito de bloqueio neuromuscular por risco de aumento da depressão respiratória. • Verificar nível de consciência: o opioide pode induzir sonolência, sendo avaliado para que não confunda-se com o efeito relativo ao descanso do alívio da dor depois de um longo período com privação de sono pelos sintomas. • Superdosagem de morfina: a depressão respiratória, sonolência/torpor/coma, flacidez muscular, pupilas contraídas, bradicardia e hipotensão, podem evoluir para parada cardiorrespiratória e óbito. Na unidade de cuidado ao paciente, deve-se ter disponível a naloxona, antídoto específico para morfina. Manter preparado material para oxigenação e providenciar acesso venoso calibroso.
Utilização de opioides transdérmicos	• Durante a primeira aplicação, manter as medicações por via oral, em aproximadamente 24 horas, até que a medicação transdérmica atinja a liberação adequada. • Verificar o tempo de liberação contínua e realizar a troca do adesivo para manter a concentração sérica (p. ex., fentanil – troca realizada a cada 72 horas). • Manter cuidados para depressão respiratória. • Monitorar frequência cardíaca (atenção a bradicardias/bradiarritmias prévias). • Aplicar em pele sem qualquer irritação ou lesão, em locais planos: dorso do braço, costas, pressionando por 30 segundos para certificar-se da adesão do adesivo. • Proceder limpeza local antes da aplicação do adesivo na pele e esperar secar. • Realizar o rodízio dos locais de aplicação do adesivo. • Dobrar o adesivo sobre sua própria superfície adesiva para proceder o descarte.
Medicamentos por via oral	• Verificar horários em que o paciente está recebendo a medicação • Evitar utilizar medicações indutoras do sono (adjuvantes antidepressivos, por exemplo) em períodos diurnos, o que induzirá a sonolência do paciente durante o dia. • Evitar utilizar adjuvantes corticoides no período da noite, o que pode dificultar o sono.
Bomba intratecal	• A bomba intratecal é utilizada especialmente em pacientes com uso de altas doses de medicamentos opioides, e seu uso mantém o fluxo constante de medicação, em menores volumes de infusão, visto que sua infusão é direta em espaço intratecal. • Verificar volume total da bomba e necessidade de retorno do paciente para preenchimento do volume. • Orientar para evitar atividades que possam causar ruptura/desconexão do cateter – atividades de alto impacto, alongamentos excessivos. • Orientar que mantenha cartão de identificação da bomba em seu poder para quando necessário em aeroportos, bancos etc. • Orientar sinais e sintomas de infecção e comunicação imediata a equipe: febre, hiperemia, edema, dor local. • A manipulação da bomba e preenchimento deve ser realizada apenas por profissional treinado e de maneira asséptica.

■ *Delirium*

Condição que afeta o sistema neurocognitivo, especialmente em pacientes hospitalizados. Pacientes paliativos têm potencial moderado a alto de desenvolver o *delirium*, e a capacidade do enfermeiro de reconhecer precocemente, é fundamental. O *delirium* pode ocorrer do modo hiperativo ou hipoativo, sendo este último, mais frequente em pacientes em fim de vida, o que também pode dificultar ainda mais seu diagnóstico. Pode ser causada por metástases, uso de medicações e/ou internações prolongadas; pacientes idosos têm mais risco de desenvolver o *delirium*.[20]

O diagnóstico do *delirium* é realizado por intermédio dos critérios empregados pelo DSM-5 (distúrbio de atenção, flutuação do nível de consciência/confusão mental ao longo do dia, déficit de memória, desorientação, não explicados por outros critérios), por um médico psiquiatra. Porém, existem escalas que podem auxiliar na avaliação do *delirium*, que indicam sinais de o paciente estar em *delirium* ou não. Um exemplo é o método aplicado pela *Confusion Assesment Method in a Intensive Care Unit* (CAM-ICU), traduzido para o português, que considera evidências de alteração no estado mental do paciente em relação ao seu basal, avalia a falta de atenção, pensamento desorganizado e alteração de nível de consciência.[21,22]

A enfermagem deve auxiliar o paciente internado na reorientação em relação a tempo e espaço (utilização de relógios, calendários), estimulação cognitiva, orientar a higiene do sono e promover um ambiente, quando possível, em que o paciente esteja frequentemente estimulado; estar acompanhado ou receber visitas também auxilia na prevenção e tratamento do *delirium*. Os ambientes que mais privam os pacientes destes estímulos são os ambientes fechados, como as Unidades de Terapia Intensiva, que frequentemente não tem janelas, restringem a presença do acompanhante e/ou visitantes, possuem muitos ruídos e por vezes, dificultam a interação do paciente.[20-22]

No tratamento farmacológico, podem ser utilizados haloperidol, risperidona, olanzapina e quetiapina quando em nível moderado, e se em nível intenso, tais medicações devem ser utilizadas.[1,20-22]

Dispneia

A dispneia é definida como a "experiência subjetiva de desconforto respiratório que consiste em sensações qualitativamente distintas que variam em intensidade". É um sintoma angustiante não só para os pacientes, como para seus familiares, e deve ser tratado de acordo com a causa.[1,23]

Entre as intervenções farmacológicas, existem evidências de que benzodiazepínicos podem ser utilizados no tratamento da dispneia associada a ansiedade, não sendo tão benéfico em pacientes com câncer avançado. A morfina, fentanil e oxicodona também tem efeitos em relação a dispneia, sendo a morfina mais investigada em estudos, tendo melhora da oxigenação e redução da taquipneia. Escopolamina e atropina podem ser utilizados para a dispneia associada ao excesso de secreções. O uso de diuréticos é indicado na dispneia associada a edema pulmonar. A radioterapia também pode ser utilizada como tratamento, para aqueles pacientes que apresentam obstrução tumoral/síndrome de veia cava superior.[24]

Nas intervenções não farmacológicas, a utilização de ventiladores próximos ao rosto, oxigênio suplementar e utilização de ventilação não invasiva por alguns períodos do dia, é indicada.[24]

Náuseas e vômitos

Náuseas e vômitos (NV) são sintomas também frequentes em pacientes oncológicos. Importante ressaltar que a causa deve ser investigada, para que haja tratamento da causa e não apenas do sintoma naquele momento, visto que tem grande impacto no tratamento do paciente e em sua qualidade de vida; podem estar relacionadas com o tratamento, a obstrução gástrica ou intestinal, constipação, metástases cerebrais, utilização de medicamentos ou hipercalcemia.[1]

Atualmente, temos uma ampla variedade de medicações para tratamento de NV. Novamente, o uso de benzodiazepínicos é indicado para pacientes que tem náusea relacionada com a ansiedade. Em pacientes que estão em cuidados paliativos exclusivos, não há evidência na literatura de que o uso de medicamentos específicos deve ser utilizado, sendo a medicação mais pesquisada e com melhor evidência, a metoclopramida.[1,25]

As náuseas e vômitos relacionadas com a quimioterapia (NVRQ) podem ser prevenidas em até 85% dos pacientes, quando utilizada a medicação adequada. Nos últimos 25 anos, houve um enorme progresso no desenvolvimento de medicações de outras classes para prevenção e alívio das NVRQ: os corticoides, os antagonistas 5-HT3, agentes anticolinérgicos e anti-histamínicos.[1,25,26]

Um cuidado importante é verificar os horários em que a medicação está sendo ingerida, verificando as outras medicações que o paciente está fazendo uso, e se há a necessidade de receber a medicação em via intravenosa (quando náuseas e vômitos refratários). O enfermeiro deve atentar-se quanto a frequência em que as náuseas são relatadas e quantificar os episódios de vômito, auxiliando na tomada de decisão relacionada a medicação de escolha para prevenção e trabalhado das NVRQ. Verificar a adesão quanto ao uso da medicação antiemética também é parte importante, para que a terapia seja efetiva.[1,25,26]

Diarreia

A diarreia é o aumento da frequência de evacuações. É um efeito bastante desconfortável e que pode estar presente por diversas causas, incluindo mudanças na alimentação, infecções, uso de antibióticos, radioterapia em região abdominal/pélvica, medicamentos quimioterápicos (irinotecano, fluoruracila) e anticorpos monoclonais (panitumumab, ipilimumab, cetuximab) e doença do enxerto contra o hospedeiro (DECH).[1,27–29]

Os critérios comuns de toxicidade graduam a diarreia de 1 a 4 graus. Nas graduações de 1 a 2, recomenda-se hidratação e reposição de eletrólitos, dependendo da causa a utilização de antidiarreicos e modificação da alimentação. Nos graus 3 e 4, deve-se considerar a internação hospitalar para tratamento e a suspensão do tratamento, se for este o caso. Se a causa provável for DECH, realizar exames que comprovem a condição, administrar corticoides e verificar alimentação, utilizando nutrição parenteral se necessário. A utilização de medicamentos que controlem a dor abdominal também é necessária.[1,27–29] A enfermagem deve quantificar os episódios e aspecto destes, para melhor controle, e orientar cuidados: hidratação por via oral, dieta leve, evitar o uso de papel higiênico, utilizando compressas macias para limpeza e água, verificar a necessidade da utilização de pomadas para evitar e tratar, se necessário, possíveis dermatites relacionadas a diarreia.

Constipação

A constipação é a diminuição da frequência de evacuações, definida como menos do que três vezes por semana, ou com sintomas subjetivos como dificuldade de evacuar, fezes endurecidas e sensação de evacuação incompleta. É frequente especialmente em pacientes em uso de opioides e antieméticos, cenário comum dentre os pacientes oncológicos. Além disso, pode ser causada por obstrução, hipercalcemia, hipocalemia, hipotireoidismo e diabetes. A falta de mobilidade do paciente, decréscimo da ingestão de líquidos e falta de privacidade no ambiente hospitalar também são fatores contribuintes.[1,28,30]

O tratamento farmacológico pode incluir a utilização de laxantes, que promovem o aumento da motilidade intestinal e o acúmulo de água no intestino. Utilizam-se o bisacodil, óleo mineral ou lactulose. Na suspeita de gastroparesia, a utilização de metoclopramida também pode ser indicada. Caso não haja resposta, a utilização de supositório glicerinado ou enemas deve ser considerada. A enfermagem deve estar atenta ao hemograma do paciente, especialmente se em quimioterapia, pois o paciente neutropênico tem restrição da realização de procedimentos invasivos, e o enema pode causar translocação bacteriana.[1,28,30]

Estimular a ingesta hídrica e a deambulação também auxiliam. Além disso, importante promover um ambiente de privacidade da melhor maneira possível, de acordo com as condições do paciente.[1]

■ Anorexia/caquexia

Caquexia é a perda de massa muscular visceral/esquelética comum entre os pacientes com câncer; essa perda é relacionada a diversos fatores como a perda do apetite, a proteólise dos músculos por liberação de citocinas pró-inflamatórias derivadas do tumor, disfunções metabólicas e toxicidades do tratamento.[1]

A orientação nutricional faz-se importante nesta fase, para a melhor indicação de suplementos proteicos e outras estratégias que auxiliam na estabilização da perda de peso, especialmente em pacientes que tem estimativa longa de vida. Em pacientes em fase final de vida, evitamos a utilização de nutrição e hidratação artificiais, buscando o conforto do paciente e oferecendo alimentos e hidratação à medida que o paciente solicita, atentando-se para os cuidados com a boca (hidratação, higiene oral, utilização de vitamina E/manteiga de cacau), além da orientação aos familiares que podem demonstrar-se ansiosos em relação a não utilização de meios artificiais para alimentação.[1]

Cuidados de fim de vida

À medida que a doença progride, devemos nos preocupar com as prioridades do paciente. Apesar dos avanços tecnológicos, a cada dia, os pacientes têm sido diagnosticados com a doença avançada ou apresentam recidiva da doença. Portanto, discutir prioridades desde o início é necessário.[32]

Segundo a *Leadership Alliance for the Care of Dying People*, foram definidos alguns tópicos para discussão e tratamento no fim de vida:

- Reconhecer a possibilidade de óbito nos próximos dias ou horas, e realizar a comunicação adequada.
- Revisar os planos do paciente, considerar, abordar causas reversíveis e tomar decisões para agir de acordo com necessidades e desejos dos pacientes.
- Comunicação efetiva e com sensibilidade com a pessoa que está morrendo e seus acompanhantes/familiares; envolvê-los na tomada de decisões; respeitar e cumprir os desejos e necessidades sempre que possível.
- Planejar os cuidados com hidratação, nutrição e cuidar rigorosamente dos sintomas físicos, sociais, culturais e espirituais. A documentação acerca de todos estes cuidados, deve ser realizada.

Uma melhor percepção melhorada acerca de cuidados de fim de vida por familiares de pacientes com câncer foi associada a um número menor de admissões hospitalares/internações em unidades de terapia intensiva.[33]

A proximidade da morte traz consigo o aumento dos sintomas físicos, sociais, espirituais, que estão associados por vezes ao sofrimento dos familiares/acompanhantes. O preparo e discussão, quando possível, podem amenizar este processo.

Um estudo documentou os sinais físicos em pacientes internados com câncer avançado, a cada 12 horas, até que ocorresse o óbito. Nestes pacientes, foram detectados o rebaixamento do nível de consciência, diminuição da PPS para menor ou igual a 20% e disfagia para líquidos em cerca de 3 dias antes da morte; também apareceram os períodos de apneia (> 30 segundos), respiração em padrão Cheyne-Stokes, cianose periférica, ausência de pulso radial e oligúria (≤ 100 mL).[34]

Outro grupo documentou um *score* que pudesse realizar uma previsão prognóstica de curto prazo em pacientes com câncer avançado, utilizando histórico médico, sinais vitais e exames de sangue; depois da análise, o *Objective Palliative Prognostic Score* utilizou seis preditores prognósticos, cada critério considerando 1 ponto: frequência cardíaca > 120 bpm, glóbulos brancos > 11.000/mm^3, plaquetas < 130.000/mm^3, nível sérico de creatinina > 1,3 mg/dL, potássio > 5 mg/dL, histórico de quimioterapia ausente. Caso obtenham-se 3 pontos, a sobrevida/morte em 7 dias pode ser predita, com o risco de óbito aumentado *à* medida que o paciente tem um *score* maior.[35]

Utilizando-se também desses critérios, deve-se moldar o plano de cuidados para o paciente e sua família, discutindo os cuidados e o que será realizado neste momento. Evita-se a manipulação excessiva do paciente, estabelecendo os cuidados para conforto máximo e privacidade, deixando medidas exacerbadas para trás – porém, sempre discutindo e acordando o que será melhor para o paciente.

O posicionamento do paciente no leito deve ser o mais confortável possível, atentando-se para a mudança de decúbito (atenção e planejamento de acordo com cada paciente) e avaliação da pele. Hidratação corporal deve ser realizada depois do banho. Os curativos devem ser trocados de acordo com suas indicações/avaliação do enfermeiro. Mantem-se a higiene oral, 3 vezes ao dia, hidratação labial com água embebida em gaze/ manteiga de cacau/ vitamina E, de acordo com a avaliação realizada. Verificar a frequência de eliminações e realizar trocas de fralda, verificando possíveis lesões por uso desta, ou irritação de pele.

A utilização de medicamentos deve ser especialmente revisada, eliminando medidas "fúteis". A depender da taxa de declínio do paciente e do que for acordado entre todos, a utilização de alguns medicamentos, hidratação e nutrição artificial devem ser revisadas – especialmente fluídos subcutâneos. Não suspender medicações que aliviam sintomas, evitando a piora destes, exceto quando houver disfagia, desta forma, analisando-se junto a equipe médica o controle dos sintomas.

Outro cuidado importante é acordar para que os horários de visita, independentemente da unidade em que o paciente estiver internado, sejam estabelecidos com maior flexibilidade. A permanência do acompanhante é muitas vezes fundamental, tanto para este, quanto para o paciente.

A complexidade do fim de vida é um desafio; para tanto, a discussão em equipe sempre é importante, buscando diminuir as barreiras e auxiliando numa passagem menos dolorosa para pacientes e familiares.[36]

Referências

1. National Comprehensive Cancer Network. Palliative Care. Version 2. NCCN, 2020.
2. Hui D, Meng YC, Bruera S et al. Referral criteria for outpatient palliative cancer care: a systematic review. The Oncologist. 2016; 21:895-901.
3. Aktas A, Walsh D, Rybicki L. Symptom clusters and prognosis in advanced cancer. Support Care Cancer. 2012; 20:2837-43.
4. Dong ST, Butow PN, Costa DSJ, et al. Symptom Clusters in Patients with Advanced Cancer: A Systematic Review of Observational Studies. Journal Pain Sympt Man. 2014; 48(3):411-50.
5. Anderson F, Downing GM, Hill J, et al. Palliative performance scale (PPS): a new tool. J Palliat Care. 1996; 12(1):5-11.
6. Victoria Hospice. Palliative Performance Scale (PPSv2) version 2. Medical Care of the Dying, 4th ed.; p. 121.
7. Maciel MGS, Carvalho RT. Palliative Performance Scale – PPS – Versão 2. Tradução brasileira para a língua portuguesa. 2009.
8. Paiva CE, Manfredini LL, Paiva BSR et al. The Brazilian Version of the Edmonton Symptom Assesment System (ESAS) is a Feasible, Valid and Reliable Instrument for the Measurement of Symptoms in Advanced Cancer Patients. PLoS One. 2015; 10(7): e0132073.,

9. Bruera E, Kuehn N, Miller MJK et al. The Edmonton Symptom Assesment System (ESAS): a simple method for assessment of palliative care patients. J Palliat Care. 1991; 7(2): 6-9.
10. National Comprehensive Cancer Network. Adult Cancer Pain. Version 1. NCCN, 2020.
11. Merskey H, Bugduk N. Classification of Chronic Pain. Description of Chronic pain syndromes and definition of pain terms. 2 ed. IASP Press: 1994.
12. International Association for the Study of the Pain. Faces Pain Scale – Revised. [online] Iasp-pain.org. Disponível em: http://www.iasp-pain.org/FPSR [Acessado em 5 de outubro de 2018].
13. Araujo RS. Versão Brasileira do Instrumento para Avaliação da dor em Pacientes não comunicativos (NOPPAIN): Adaptação transcultural. Dissertação de Mestrado. Universidade Federal de Goiás, Faculdade de Enfermagem, 2011.
14. Vakkera GG, Carezzato NL, Vale FAC et al. Adaptação cultural para o Brasil da escala Pain Assesment In Advanced Dementia – PAINAD. Rev Esc Enferm USP. 2014; 48(3):462-8.
15. Fallon M, Giusti R, Arielli F et al. Management of cancer pain in adult patients: ESMO Clinical Practice Guidelines. Annals of Oncology 29 (Supplement 4): iv166–iv191, 2018.
16. World Health Organization. Traitement de la douleur cancéreuse. Geneva, Switz: World Health Organization; 1997.
17. Vargas-Schaffer G. Is the WHO analgesic ladder still valid? Twenty-four years of experience. Can Fam Physician. 2010; 56(6):514-, e202-5.
18. Carlson CL. Effectiveness of the World Health Organization cancer pain relief guidelines: an integrative review. Journ Pain Res. 2016; 9:515-34.
19. Van der Peet EH, van den Beuken mhj, Patijn J et al. Randomized clinical trial of an intensive nursing-based education program for cancer outpatients suffering from pain. Support Care Cancer. 2009; 17-1089.
20. Hosie A, Agar M, Lobb E et al. Improving delirium recognition and assesment for people receiving inpatient palliative care: a mixed methos meta-synthesis. Intern Journ Nurs Stud. 2017; 75:123-9.
21. Ely EW, Inouye SK, Bernard GR et al. Delirium in mechanically ventilated patients: validity and reliability of the confusion assessment method for the intensive care unit (CAM-ICU). JAMA. 2001; 286:2703-10.
22. Pessoa RF, Nácul FE. Delirium em pacientes críticos. Rev Bras Ter Inten. 2006; 18(2):190-5.
23. American Thoracic Society. Dyspnea. Mechanisms, assessment, and management: a consensus statement. American Thoracic Society. Am J Respir Cric Care Med. 1999; 129:321-40.
24. Simon ST, Higginson IH, Booth S, et al. Benzodiazepines for the relief of breathlessness in advances malignant and non-malignant diseases in adults. Cochrane Database Syst Rev. 2016; 10:CD007354.
25. Clark-Snow R, Affronti ML, Rittenberg CN. Chemotherapy-induced nausea and vomiting (CINV) and adherence to antiemetic guidelines: results of a survey of oncology nurses. Support Care Cancer. 2018; 26:557-64.
26. National Comprehensive Cancer Network. Antiemesis Version 3. NCCN, 2018.
27. National Cancer Institute. Common Terminology Criteria for Adverse Events (CTCAE). Version 5.0. NCI, 2017.
28. McQuase RM, Stojanovska V, Abalo R et al. Chemotherapy-Induced Constipation and Diarrhea – Pathophysiology Current and Emerging Treatments. Front Pharmacol. 2016; 7:414.
29. Bossi P, Antonuzzo A, Cherny NI et al. Diarrhoea in Adult Cancer Patients: ESMO Clinical Practice Guidelines. Ann Oncol. 2018. 29(Supp 4): iv126-iv142.
30. Dzierzanowski T, Cialkowska-Rysz A. Behavorial risk factors of constipation in palliative care patients. Support Care Cancer. 2015; 23(6):1787-93.
31. Northern England Clinical Networks. Palliative and End of life care guidelines. 4 ed. NHS, 2016.
32. National Institute for Health and Care Excellence. End of life care for people with life-limiting conditions. Disponível em: https://pathways.nice.org.uk/pathways/end-of-life-care-for-people-with-life-limiting-conditions#path=view%3A/pathways/end-of-life-care-for-people-with-life-limiting-conditions/planning-and-managing-end-of-life-care-for-a-child-or-young-person-with-a-life-limiting-condition. Acesso em 05 de dezembro de 2018.
33. Wright AA, Keating NL, Ayanian JZ. Family perspectives on aggressive cancer care near the end of life. JAMA. 2016; 315(3):284-92.
34. Hui D, Santos R, Chisholm G et al. Clinical signs of impeding death in câncer patients. The Oncol. 2014; 19:681-7
35. Chen YT, Ho CT, Hsu HS. Objective Palliative Prognostic Score Among Patients with Advanced Cancer. Journ Pain Symp Manag. 2015; 49(4):690-6.
36. DuBois JC, Reed PG. The Nurse Practitioner and Policy in Enf-Of-Life Care. Nurs Sci Quart. 2014; 27(1):70-6.

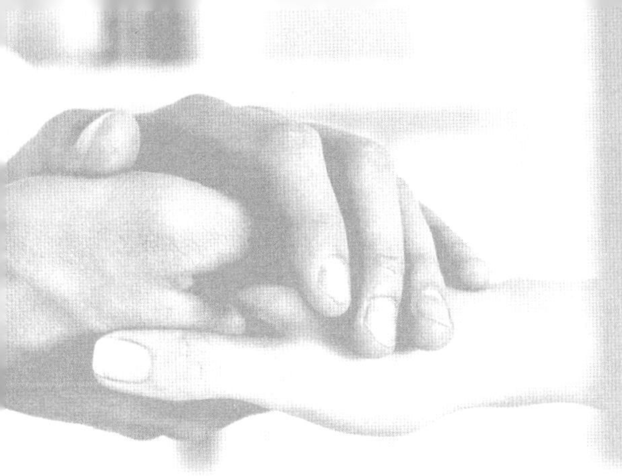

Capítulo 7

Rodrigo Rocha dos Santos
Michele Barreto

Oncologia Pediátrica

Introdução

As neoplasias nas crianças e adolescentes correspondem a cerca de 0,5% a 3% de todos os cânceres, na maioria das populações, sendo responsável por uma das principais causas de óbito na população pediátrica. O câncer infanto-juvenil atinge principalmente células do sistema hematopoiético e os tecidos de sustentação, e na maioria dos casos, são de origem embrionária, enquanto, no adulto, afeta as células do epitélio que recebem os diferentes órgãos.[1]

As estatísticas sobre a incidência do câncer em pacientes menores de 20 anos indicam que as leucemias se encontram entre os tipos mais comuns (31,4%), vindo, na sequência, os tumores de sistema nervoso central (17,6%), os linfomas (12,4%), os tumores de tecidos moles (7,1%), os tumores do sistema nervoso simpático (6,6%), tumores renais (6,3%), os tumores ósseos (5%) e outros tumores (4,5%).[2]

No Brasil, anualmente, de 12 a 13 mil crianças menores de 14 anos são acometidas por algum tipo de câncer, e destas, cerca de 70% podem ser consideradas curadas, dependendo da precocidade do diagnóstico.[2]

O aumento da sobrevida de criança e adolescente com câncer, que ora vem ocorrendo no Brasil, à semelhança de outros países, é decorrente do tratamento multidisciplinar, ou seja, da utilização de método de diagnóstico mais acurado, da evolução dos medicamentos e agentes que proporcionam suporte contra infecções, utilização de novas modalidades hemoterápicas e dos transplantes de medula óssea, apoio psicossocial e nutrição adequada. Outro aspecto importante para o aumento da sobrevida é a detecção precoce da doença, no entanto, essa detecção, na maioria das vezes, ainda ocorre de forma acidental.[2]

Dados internacionais revelam que 1 em cada 100.000 adultos jovens será sobrevivente de um câncer na infância. No Brasil, cerca de 70% a 80% dos casos envolvendo crianças e jovens com Leucemia Linfoide Aguda têm cura.[2]

Estudos indicam que o diagnóstico de câncer pediátrico é frequentemente retardado em razão da falha do reconhecimento dos sinais de apresentação e por causa do fato que o câncer infantil pode mimetizar outras doenças comuns da infância e até mesmo o processo fisiológico do desenvolvimento. O diagnóstico feito em fases iniciais permite um tratamento menos agressivo, com maiores possibilidades de cura e menores sequelas da doença sendo necessário também, cuidado médico, diagnóstico correto, referência de um centro de tratamento e acesso a terapia.[3]

De forma simplificada, para realizarmos o diagnóstico precoce destas patologias, devemos solicitar um hemograma em qualquer criança que se apesenta com sintomas de sangramento anormal, febre, fadiga, palidez, hepatoesplenomegalia, linfadenomegalia generalizada ou dor óssea.[3]

A terapêutica do câncer é composta por três modalidades: cirurgia, radioterapia e tratamento medicamentoso, incluindo, nesse último tipo, as drogas citotóxicas comumente denominadas de quimioterapia antineoplásica. As principais vias de administração de quimioterapia, nas crianças e adolescentes são: endovenosa, subcutânea, intramuscular, oral e intratecal.[2]

Problemas da quimioterapia na infância

Os cânceres na infância e em crianças mais velhas respondem de forma bastante similar aos agentes antineoplásicos. Entretanto, o metabolismo das drogas em lactentes apresenta problemas especiais relacionados com o estágio de desenvolvimento da criança e aos órgãos necessários para metabolizar as drogas tóxicas.[4] Os volumes relativos, fluídos e outros compartimentos de um lactente mudam rapidamente depois do nascimento. A água corpórea total do recém-nascido constitui 89% do peso, comparada com 50% a 55% em crianças mais velhas ou adultas. Isso influência a distribuição de drogas nos diversos tecidos e órgãos do organismo e a eficiência do metabolismo hepático varia com maturidade do fígado.[5]

A filtração glomerular, baixa ao nascimento, passa a atender às necessidades normais do recém-nascido, sendo que suas funções se aperfeiçoam à medida que se processa o crescimento. Os agentes quimioterápicos, dependente da função renal para eliminação, são consequentemente eliminados de forma mais lenta no neonato, e a meia-vida plasmática prolongada aumenta risco de toxicidade mais séria.[5]

A absorção de drogas no estômago é instável nos bebês em virtude da secreção diminuída de ácido gástrico e ao esvaziamento gástrico demorado. Consequentemente, a via intravenosa deve ser usada quando possível.[5]

A relação entre a área da superfície corpórea e o peso corpóreo também muda com a idade. Doses calculadas de acordo com uma metragem quadrada podem levar a superdosagem da droga em criança muito pequena, especialmente aqueles menores de 2 anos. Dessa forma, o ponto mais importante no tratamento de lactentes com quimioterapia é calcular a droga por dose/kg do que superfície corpórea. Lactentes toleram melhor a quimioterapia quando dada dose correta do que crianças mais velhas.[3]

Mecanismos de ação das drogas

A maioria dos agentes antineoplásicos utilizados na pediatria oncológica pode ser dividido em quatro grandes classes:

Agentes alquilantes

São drogas que têm compostos quimicamente reativos, em que o grupo alquila destas drogas se liga a macromoléculas intracelulares e causa danos ao ácido desoxirribonucleico (DNA), induzindo a apoptose. Dentre os agentes alquilantes temos a Carmustina, Lomustine e a Cisplatina, e os principais efeitos colaterais agudos são gastrintestinais (náuseas e vômitos), hematológico (mielossupessão) e lesão tecidual quando infiltrado/extravasado por causa da forte ação vesicante.[3]

Antimetabólicos

O metotrexato e outras drogas desta classe afetam as células inibindo a biossíntese dos componentes essenciais do DNA e ácido ribonucleico (RNA) impedindo a multiplicação e função normais da célula. Os principais efeitos tóxicos são mucosite, nefrotoxicidade, mielossupressão e trombocitopenia. A dosagem do metotrexato deve ser reduzida proporcionalmente a qualquer depuração da creatinina. Já a administração via intratecal, muitas vezes, causa meningismo e uma resposta inflamatória liquórica.[3]

Alcaloides

Vincristina e vimblastina são agentes que se ligam à proteína tubulina que forma os microtúbulos alterando uma série de funções vitais da célula, como a manutenção da citoestrutura, movimentos, transporte de solutos, neurotransmissores e principalmente a mitose. As epipodofilotoxinas, etoposide e teniposide, não se ligam à tubulina, mas exercem seu efeito anticâncer por meio da inibição da síntese de DNA e quebra de filamento. A toxicidade clínica da vincristina é principalmente neurológica que pode ser evitada ou revertida, suspendendo a terapia ou reduzindo a dosagem quando ocorrência da disfunção motora.[3]

Antibióticos

Actinomicina é a primeira desta classe de drogas encontrada como efetiva que atua de forma intercalada, isto é, se insere entre o par da base do DNA e bloqueia a síntese de DNA e RNA, especialmente o último. As manifestações tóxicas incluem anorexia, náusea, vômitos, depressão da medula óssea, estomatite, alopecia, perturbações gastrintestinais e manifestação dermatológicas. A toxicidade cardíaca é um efeito adverso peculiar observado com esses agentes e caracterizada por taquicardia, arritmias, dispneia, hipotensão e derrame pericárdico.[3]

As demais drogas que não se encaixam nos grupos citados são:

Asparaginase

É uma enzima que hidrolisa a L-asparagina, fonte exógena para sobrevivência das células malignas, e impede a síntese proteica. Sua toxicidade mais séria resulta da sua antigenicidade como proteína estranha, reações de hipersensibilidade evidenciadas pelo aparecimento de anticorpos neutralizadores que ocorrem de 5% a 20% dos pacientes e podem ser fatais, e outras toxicidades resultantes da inibição de síntese de proteínas nos tecidos normais como, a hiperglicemia, por exemplo, por causa da deficiência da insulina e anormalidades da coagulação.[3]

Esteroides

Prednisona solúvel e prednisolona são agentes linfolíticos que promovem apoptose das células linfoides.[3]

Sinais e sintomas causados pela quimioterapia

Os efeitos colaterais da quimioterapia dependem do tipo de medicamento, dose administrada e do tempo de tratamento, sendo os mais comuns, os descritos a seguir.

Infecção

A febre é a principal queixa e o indicador mais comum de infecção. Outros sinais e sintomas podem ser mascarados pela falta de leucócitos disponíveis para migrar para área de infecção, e então, causar inflamação. A criança com câncer que apresenta febre deve ser considerada infectada até que se prove ao contrário. Algumas vezes até a febre pode estar ausente.[5]

Febre é definida como uma medida única de temperatura oral acima ou igual 38,3°C, ou temperatura axilar acima ou igual a 38°C. Em muitos lactentes e crianças, a febre é medida na axila, assim como nas crianças mais velhas e adultos, e não na boca. A principal queixa nos orienta para o tipo de infecção que a criança apresenta, sendo os sinais presentes, geralmente, febre simples ou febre associada a outros sintomas como tosse, dor abdominal, cólica e neutropenia.[5]

Neutropenia

Refere-se à contagem de neutrófilos menor de 500/mL ou inferior a 1.000/mL com previsão de queda nos dois dias consecutivos. A maioria dos pacientes tratados com drogas antineoplásicas desenvolvem neutropenia febril e a abordagem terapêutica deve desencadear uma ação multifatorial. Esta deve ir desde a antibioticoterapia adequada até a utilização de fatores que estimulem a imunidade e auxiliam no controle de danos relacionados com a patologia de base como o fator estimulador de granulócitos que é uma droga que age sobre as células precursoras da medula óssea.[5]

A administração de CSFs (Colony Stimulation Factors) pode ser via subcutânea (SC) ou endovenosa (deve ser reconstituída em solução glicosada para infusão). Os locais para administração SC são: abdômen em adolescente, deltoide e vasto lateral da coxa em lactente e criança.[5]

Mucosite e estomatite

Durante o tratamento, as complicações estomatológicas têm uma prevalência de 90% em crianças menores de 12 anos devido a uma resposta inflamatória da mucosa bucal às altas doses de drogas quimioterápicas. As reações mais frequentes são: aparecimento de áreas eritematosas seguidas de ulceração, sangramento e edema; infecção; disfunções glandulares; alteração no paladar, disfagia e dor, podendo estas levar a complicações secundárias como disgeusia, desnutrição, distúrbio do sono e debilidade sistêmica para a criança.[5]

Náusea e vômitos

São os principais efeitos colaterais, os mais estressantes da quimioterapia e o mais difícil de tratar, apesar da evolução científica ter proporcionado o desenvolvimento de antieméticos mais eficazes.[5]

A prevenção das náuseas e dos vômitos deve ser um objetivo primordial da assistência, por intermédio da administração de esquemas de antieméticos de rotina. Os antagonistas da serotonina, como o ondansetron, são as drogas mais recentes e mais eficazes no tratamento desse efeito colateral. Os glicocorticoides em doses elevadas como dexametasona são muitas vezes usados para breve intervalo.[5]

Alopecia

A queda de cabelo induzida pela quimioterapia é um dos efeitos colaterais do tratamento antitumoral para algumas crianças e se deve a efeitos citotóxicos diretos dos agentes antineoplásicos sobre o folículo piloso. A queda de pelos tende a ser focal e é mais presente no couro cabeludo, em geral, tornando-se perceptível uma a duas semanas após o início do tratamento. Depois da interrupção da quimioterapia, o crescimento dos cabelos tem início e acaba retornando ao nível pré-terapêutico, embora possam diferir em textura e em cor. A citarabina, ciclofosfamida, a dactinoicina e a doxorrubicina causam alopecia mais intensa.[3]

Cistite hemorrágica

A cistite hemorrágica pode ocorrer nos casos tratados com ciclofosfamida ou ifosfamida. É consequência de um efeito direto, de ambas as drogas, na mucosa da bexiga podendo ser prevenida pela infusão de Mesna, hidratação vigorosa e micções frequentes para diminuir o tempo de contato da droga com a parede da bexiga. É importante monitorar o aspecto da urina para diagnosticar a presença de hemácia antes e depois de cada ciclo.[3]

Mielossupressão

A mielossupressão induzida pela quimioterapia é a complicação mais importante do tratamento e muitas vezes torna-se fator limitante da dose. Manifesta-se por leucopenia, trombocitopenia e anemia. A transfusão deve ser considerada como opção de tratamento, porém deve-se avaliar o risco benefício para cada paciente.[3]

Tipo de cateteres

Durante o tratamento da criança ou adolescente com doença onco-hematológica, são necessários inúmeros atendimentos ambulatoriais e internações hospitalares, sendo de extrema importância para o sucesso do seu tratamento, o estabelecimento de um acesso venoso vascular de longa permanência, que promova confiança e segurança na utilização. Os tipos de acessos que podem ser utilizados estão descritos no capítulo 9 referente aos Acessos Vasculares em Oncologia.[6]

A decisão do cateter a ser utilizado cabe à equipe responsável pela assistência e também ao familiar responsável, que deverá estar de acordo com o tipo de acesso escolhido e o local de inserção. Ao permitir a participação do paciente e seu familiar na implantação do cateter, tem-se a possibilidade de reduzir os impactos de alteração da autoimagem corporal e permitir que a criança ou adolescente tenha conhecimento das limitações impostas pelo tratamento.[6]

Admissão

É o momento no qual se expõe a família estratégias do processo de cuidar, apresentando as características da unidade e fazendo entender o quanto algumas rotinas são importantes para o bem-estar da criança. Um dos elementos fundamentais, referente ao ingresso da criança e família no hospital, é estabelecer com a equipe um relacionamento seguro, tranquilo e empático.[7]

Com relação ao tratamento, efeitos adversos, planejamento e implementação dos cuidados de enfermagem para os pacientes e seus respectivos familiares, devem ser repassados integralmente e de forma simples, pois os pacientes informados aderem com mais facilidade ao tratamento e são menos suscetíveis às complicações relacionadas ao autocuidado.[1]

Assistência de enfermagem

O foco do cuidado de enfermagem à criança oncológica, transita de uma abordagem mais tradicional, na qual o cuidado se fundamentava em processos, para uma assistência inicialmente centrada na família que será a facilitadora em todo o cuidar, permitindo uma melhor execução das intervenções necessárias à recuperação da saúde da criança.[8,9]

Dentro do processo assistencial, a equipe de enfermagem deve, dentre as suas ações, estabelecer um elo com os familiares, transmitindo as informações necessárias, orientando os procedimentos, dedicando um tempo a eles para que possam expressar seus sentimentos, medos, anseios e esperanças, e realizar ações simples como o toque, a escuta e sensibilidade ao sofrimento do outro.[8]

Além disso, é primordial que o profissional da saúde, conquiste a confiança e amizade da criança por meio da comunicação verbal e não verbal. Essa passará a acreditar no profissional e permitirá ser cuidada por ele, facilitando a atuação para redução da ansiedade, estado de depressão e medo, além de incentivar a expressão dos sentimentos, possibilitando uma melhor adesão ao tratamento.[8]

A equipe de enfermagem também é responsável por orientar a criança sobre os procedimentos antes de realizá-los, podendo utilizar atividades lúdicas, com a finalidade de diminuir a ansiedade frente ao desconhecido, estimulando sua colaboração por meio da conversa e permitindo que tomem decisões que facilitem o procedimento; promover estratégias e ações que evitem a dor, desidratação, náuseas e vômitos; e contribuir para o equilíbrio do estado nutricional, estimulando o apetite.[8]

A dor é uma das principais preocupações das crianças ao serem diagnosticadas com o câncer e o seu controle é bastante crítico e sensível, em virtude da dificuldade em mensurar a grandeza da dor nessa faixa etária. Cabe ao enfermeiro avaliar, levando em consideração as queixas ou sinais comportamentais dessa criança, como choro, irritabilidade, isolamento social, distúrbio do sono e da alimentação, e implementar a terapêutica mais adequada.[8]

O profissional deve atentar para o tipo de tratamento, evolução clínica (estágio da doença) e ainda para a história da criança quanto à tolerância aos ciclos anteriores de quimioterapia (dados coletados durante a admissão), para que ao exame físico consigam determinar sinais e sintomas de risco iminente de uma complicação, tais como: hipotensão, cor acinzentada, insuficiência respiratória ou desorientação que exigem conduta imediata e tratamento.[8,9]

Além disso, é fundamental que o enfermeiro tenha conhecimento sobre as drogas quimioterápicas utilizadas, seus efeitos adversos, classificação, ação dos agentes e interação entre as drogas. Desse modo, garantirá uma assistência eficiente e segura ao paciente oncológico pediátrico.[8,9]

A prática do cuidar em oncologia infanto-juvenil é desafiante, porque além de recursos materiais e terapêuticas específicas, necessita de uma equipe de saúde atenta para o que permeia este universo. O cuidado à criança com câncer requer do enfermeiro o desenvolvimento de habilidade e competência para que possa atender as complexas necessidades da criança e sua família. Para tanto, torna-se imperioso que o enfermeiro tenha consciência do seu importante papel.[1]

Atividades lúdicas

O câncer é uma patologia, que apesar do avanço tecnológico nos métodos diagnósticos e de tratamento, na maioria dos casos, requer um período de internação e acompanhamento ambulatorial longo, muitas vezes indeterminado.[7]

Esse período no ambiente hospitalar é visto como uma situação traumatizante por causa do sentimento de insegurança, medo e vulnerabilidade desencadeados pelo diagnóstico e pelo distanciamento dos familiares, perda de privacidade e procedimentos dolorosos decorrentes do tratamento.[10,11]

Ao direcionar o olhar para a criança, vemos um ser incipiente na arte do viver, galgando os primeiros passos na direção da autorrealização, o que torna dependente do outro e o coloca em situação especial de crescimento e desenvolvimento, neste sentido entendemos que a questão ética adquire uma dimensão maior.[10] Para as crianças, o impacto do tratamento pode ser maior uma vez que são afastados de sua vida cotidiana e do ambiente familiar, sendo inseridos em um mundo diferente, muitas vezes desconhecido, constituído de equipamentos, pessoas estranhas, cheiros diferentes, procedimentos e dores que comprometem de forma direta o desenvolvimento físico, emocional e cognitivo.[10]

Mediante a essas mudanças bruscas na vida da criança, é importante que a equipe de enfermagem utilize uma abordagem holística e humana capaz de reduzir as consequências negativas da doença abrangendo não só o seu estado patológico, mas também o psicológico e social.[12]

A fase da infância, em sua maior parte, é representada pelo brincar e é por intermédio dessa prática que a criança cria suas experiências, faz descobertas, vivencia suas fantasias e percebe suas habilidades. Por isso, o brincar contribui para melhorar a qualidade de vida da criança, amenizando as repercussões do adoecimento na esfera psíquica e física, e atenuando os impactos negativos provenientes da ruptura do contexto sociofamiliar e dos procedimentos realizados durante o tratamento. Nesse sentido, o lúdico pode ser usado como um instrumento que efetiva o cuidado de enfermagem, pois possibilita uma visão mais precisa das necessidades da criança possibilitando elaborar um plano de cuidados, visando atender suas reais necessidades.[12,13]

A ludoterapia é uma intervenção psicoterapeuta com resultados positivos para a criança, pois no ato de brincar ela expressa suas emoções e experiências permitindo uma melhor aceitação do ambiente hospitalar. Quando utilizado em procedimentos terapêuticos, como os invasivos e que causam dor, por exemplo, ele prepara melhor a criança auxiliando no processo de resiliência e permitindo que ela perceba as possibilidades de enfrentamento e desenvolva comportamentos adaptativos.[12]

Estudos mostram que depois das intervenções lúdicas, verificou-se redução das alterações de humor e comportamento das crianças; facilitou a compreensão e aceitação em relação ao procedimento que será realizado, tornando-o menos assustador; auxiliaram no processo de recuperação por meio de momentos de satisfação; contribuiu para o enfrentamento das situações; estabeleceu uma relação de confiança entre equipe e a criança e amenizou o sentimento de dor.[14]

É importante que o brinquedo escolhido esteja de acordo com a etapa de desenvolvimento infantil conforme descrito a seguir:

- **Período sensorial-motor (crianças de 0 a 2 anos):** essa fase é propícia para os estímulos visuais e sonoros, para qual são importantes brinquedos coloridos, que se movimentam, emitem sons e de pano. O importante é valorizar os campos visual e auditivo, aspectos importantes para aprendizagem, e não esquecer que, nesta fase, a criança recebe informações pelos sentidos, levando o brinquedo à boca, e necessitando de um aumento do cuidado da equipe e dos acompanhantes, tendo em vista o momento da vida.[12,13]
- **Período das operações concretas pré-operacional (criança entre 2 e 7 anos):** nessa fase, as crianças começam a relacionar tudo o que acontece ao redor com seus sentimentos e ações. Marca a passagem do período sensório-motor para o pré-operatório que é o aparecimento da função simbólica ou semiótica. As crianças optam por telefone, panelinhas, objetos domésticos, objetos de uso dos médicos e dos enfermeiros, bonecas, quebra-cabeça simples, carros, caminhões, balde e pazinha, fantoches, bichinhos de plástico etc.[12,13]
- **Período das operações concretas (7 a 12 anos):** nesse período, o egocentrismo intelectual e social, que é a incapacidade de se colocar no ponto de vista de outros, que caracteriza a fase anterior, dá lugar à emergência da capacidade da criança estabelecer relações. Demonstram inicialmente mais timidez, preferem assistir televisão, e por meio dos estímulos à ação, também fazem escolhas dentre os materiais disponíveis como jogos de pega vareta, vídeo games e livros.[12,13]
- **Período das operações formais (12 anos em diante):** nessa fase, a criança, ampliando as capacidades conquistadas na fase anterior, já consegue racionar sobre hipóteses na medida em que ela é capaz de formar esquemas conceituais abstratos e por intermédio deles executar operações mentais dentro de princípios da lógica formal. A criança adquire capacidade de criticar os sistemas sociais e propor novos códigos de conduta, além de discutir valores morais de seus pais.[12,13]

Nesse sentido, a assistência de enfermagem, não inclui apenas procedimentos técnicos e invasivos. Requer do profissional conhecimentos específicos, respeito, presença, destreza, delicadeza e complacência para estabelecer uma relação de confiança com a criança e familiares. [11]

Referências

1. Santana ME, Costa EGO, Corrêa ARS, Ximenes WLO. O cuidar em oncologia pediátrica: um estudo baseado no processo de enfermagem; Revista acadêmicos, Lajeado, v.9, n.3 2017.
2. Lemos FA, Lima RAG, Mello DF. Assistência à criança e ao adolescente com câncer: a fase da quimioterapia Intratecal. Rev Latin-am Enfermagem 2004 maio-junho;12(3);485-93. www.eerp.uspbr/net.
3. Chabner BA, Collins JM. Cancer chemotherapy: principles and practice. Philadelphia, Lippincott, 2000.
4. Costa JC. LIMA, Regina Aparecida Garcia. Criança/Adolescentes em quimioterapia ambulatorial: implicação para enfermagem. Ver Latino-am Enfermagem, São Paulo, v.10, n.3 p.333,2002 disponível em: http://www.scielo.br/scielo.
5. Rudolph R, Larsen DL. Etiology and treatment of chemotherapeutic agente extravasamention injuries: a review; Clin Oncol 5:1116-26, 2016.
6. Machado LBL, Moura DA, Cunha LB, Cunha CS. Característica dos Cateteres e de Crianças Portados de Doença Oncohematologica. Cogitare Enferm. 2017 out/set;22(1):1-11.
7. Pinheiro APB et al. Uma reflexão sobre o cuidado de enfermagem na emergência oncológica. R. pesq: cuid.fundam, iode janeiro , v3, n1, p. 1747-1752, 2011.
8. Vieira APMS, Castro DL, Coutinho MS. Assistência de Enfermagem na Oncologia Pediátrica. Rev. Eletron. Atualiza Saúde. Salvador. 2016;3(3):67-5.
9. Soriano NR, Maia LFS. Cuidados de Enfermagem a criança com câncer: uma breve revisão bibliográfica. São Paulo: Revista Recien. 2010; 1(1):33-6.
10. Gomes IP, Amador DD, Collet N. A presença de familiares na sala de quimioterapia pediátrica; revista Brasileira, Brasília. 2012 set-out;65(5): 803-8.
11. Paixão BP, Damasceno TAS, Silva JCS. Importância das atividades lúdicas na terapia oncológica infantil. Cuidarte Enfermagem. 2016 Jul-Dez; 10(2):209-16. Available from: http://bases.bireme.br/cgi-bin/wxislind.exe/iah/online/?IsisScript=iah/iah.xis&src=google&base=BDENF&lang=p&nextAction=lnk&exprSearch=30353&indexSearch=ID
12. Depianti JRB, Silva LF, Carvalho AS, Monteiro ACM. Benefícios do lúdico no cuidado à criança com câncer na percepção da enfermagem: estudo descritivo. Online Brazilian Journal Nursing. 2014 Jun; 13(2): 158-65. Available from: http://www.objnursing.uff.br/index.php/nursing/article/view/4314
13. Terra MR. O desenvolvimento humano na teoria de Piaget. Disponível em URL: http://www.unicamp.br/iel/site/alunos/publicacoes/textos/d005htm (2018 julho) .
14. Azevedo AVS. O brincar da criança com câncer no hospital: análise da produção científica. Estud. Psicol., Campinas, v. 28, n. 4, p. 565-572, Dec. 2011. Available from http://www.scielo.br/scielo.php?script=sci_arttext&pid=S0103-166X2011000400015&lng=en&nrm=iso

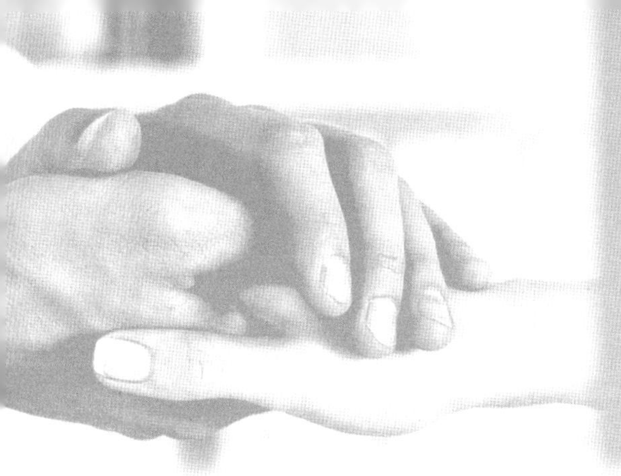

Capítulo 8

Luciana Lopes Manfredini

Emergências Oncológicas

Introdução

Emergência oncológica é qualquer evento direto ou indireto, relacionado com o tumor ou ao tratamento oncológico, que exige atenção rápida e cuidados específicos. Caso contrário, existe possibilidade de instabilidade clínica e atrasos no tratamento antineoplásico.[1,2]

Com o envelhecimento populacional e o aumento de casos de câncer no mundo, as emergências tornar-se-ão cada vez mais frequentes e o diagnóstico hábil, bem como a rápida intervenção, mudam completamente o desfecho no pronto-socorro.[3]

Avaliação primária no cenário da emergência – classificação de risco

A avaliação no primeiro momento deve tentar obter o máximo de detalhes possíveis, priorizando o início do tratamento quando a intervenção rápida for necessária. A superlotação destes serviços e a procura de pacientes gravemente enfermos, bem como pacientes não tão graves, faz com que a triagem se torne ainda mais necessária. Estimar a gravidade dos pacientes e estabelecer as prioridades de tratamento, pode reduzir o impacto sobre o prognóstico do paciente; o atraso de diagnóstico e tratamento pode trazer graves consequências.[4]

A avaliação do nível de consciência (pode ser avaliado por meio da Escala de Coma de Glasgow, por exemplo) e dos sinais vitais (frequência cardíaca e respiratória, temperatura, pressão arterial, e saturação quando possível ou em pacientes que se demonstrem sintomáticos em relação a parte respiratória) deve ser obtida. Esses parâmetros são utilizados em todas as escalas de classificação de risco utilizadas em emergências e demonstram um panorama geral acerca do quadro do paciente, sendo o maior indicativo de gravidade do paciente. A utilização do quick-SOFA (positivo quando apresenta dois ou mais critérios, conforme os seguintes: frequência respiratória ≥ 22 irpm, alteração do nível de consciência – Escala de Coma de Glasgow inferior a 15, pressão arterial sistólica ≤ 100 mmHg) pode ser útil para auxiliar no rastreio de pacientes com risco de desfechos clínicos desfavoráveis.

Em seguida, a queixa do paciente deve ser questionada, para que o paciente exponha seus sinais e sintomas, tendo o enfermeiro avaliador a oportunidade de obter importantes detalhes acerca do quadro.

O paciente oncológico tem diversas particularidades que devem ser consideradas no momento da admissão do paciente. O diagnóstico e tratamento atual do paciente influenciam na tomada de decisão, podendo-se vincular alguns eventos adversos de cada medicamento, especialmente vômitos, diarreia e a neutropenia febril, por exemplo. Além disso, questionar o uso de cateteres também auxiliará no planejamento dos cuidados após a avaliação e conduta.

Depois da admissão na emergência, que pode ser relacionada com eventos adversos do tratamento, tratados adequadamente, podemos considerar algumas emergências de fato, que são classificadas na literatura como emergências metabólicas e estruturais.

Emergências metabólicas

Hipercalcemia maligna

Comum em pacientes oncológicos, a hipercalcemia é caracterizada pelo aumento dos níveis de cálcio no organismo, que pode ser ocasionada por diversos fatores como hipervitaminose, hiperparatireoidismo primário, reabsorção tubular de cálcio, secreção tumoral de calcitriol e pelas lesões osteolíticas relacionadas com o câncer de mama, pulmão e mieloma múltiplo. Na hipercalcemia maligna, a taxa de sobrevivência em três meses é de 44%.

Diagnóstico

Os sintomas são gerais, o que costuma dificultar o diagnóstico: desidratação, anorexia, náusea, obstipação, úlcera péptica, pancreatite, sintomas renais (poliúria, polidipsia, nefrolitíase, insuficiência renal), neurológicos (disfunção cognitiva, confusão mental, fadiga, coma, depressão), cardiovasculares (bradicardia, hipertensão, arritmia) e musculoesqueléticos (fraqueza e dor óssea).[5,6]

Em exames laboratoriais, a taxa de cálcio sérico deve ser menor que 10 mg/dL e de cálcio iônico, menor que 1,4 mmol/L.

Tratamento

Pacientes assintomáticos com hipercalcemia entre 10 e 12 mg/dL geralmente não necessitam de tratamento imediato; pacientes sintomáticos ou com níveis acima de 12 mg/dL necessitam de hiper-hidratação (inicialmente com 5 a 6 litros diários), atentando-se para possíveis problemas cardíacos, e utilização diuréticos de alça (furosemida intravenosa), auxiliando na exceção de cálcio pela urina – diuréticos tiazídicos não são indicados como primeira linha, pois podem promover o aumento de níveis de cálcio.[5]

A calcitonina pode ser utilizada para redução rápida dos níveis de cálcio, que ocorre de 12 a 24 horas. Seus efeitos são transitórios e leves, portanto, é indicada apenas para redução inicial aliada a hiper-hidratação, até que seja estabelecido um tratamento definitivo.[7]

A utilização de bifosfonatos intravenosos (ácido zoledrônico e pamidronato), não é eficaz para redução rápida, portanto, não substitui a hiper-hidratação. O denosumabe também pode ser utilizado, porém, seu tempo médio de resposta é de 9 dias.[5]

Detectar a tratar a causa da hipercalcemia é a principal medida a ser realizada.[7]

Cuidados

- Verificar sinais vitais e atentar-se para arritmias, bradicardia ou hipertensão.
- Verificar nível de consciência.
- Administrar fluidos e verificar sinais de hipervolemia.
- Checar resultados de exames laboratoriais e comunicar necessidade de intervenção.
- Verificar dieta enteral/parenteral e volume de cálcio, solicitando auxílio da nutricionista para adequação da dieta.[6,7]

Síndrome de lise tumoral

A síndrome de lise tumoral (SLT) é uma emergência metabólica resultante da lise das células tumorais, seja de forma espontânea por tumores que tem alta proliferação ou por meio da indução do tratamento antineoplásico, de 12 a 72 horas depois da terapia. A lise provoca liberação de potássio, fosfato e ácidos nucleicos, causando hiperuricemia e por consequência, lesão renal aguda.

Como há rápida renovação das células tumorais, o ácido úrico é produzido em grande quantidade e se cristaliza nos túbulos renais, diminuindo a taxa de filtração glomerular; o ácido úrico também elimina óxido nítrico, que produz vasoconstrição e isquemia renal, além de atuar como agente pró-inflamatório, podendo liberar fatores de necrose tumoral que se assemelham à citocinas, que atraem glóbulos brancos e causam mais lesões renais.

A SLT é mais comum em leucemias agudas e linfomas de alto grau, e tumores de alta carga tumoral/quimiossensíveis (Tabela 8.1).[3,8]

Diagnóstico

O paciente pode apresentar-se assintomático, com discretas alterações laboratoriais, ou apresenta sinais de sobrecarga volêmica (edema, ganho de peso, hipertensão arterial, estertores pulmonares), hipovolemia, anorexia, náuseas/vômitos, sonolência, oligúria, tetania, astenia, distensão abdominal, disúria, hematúria e dor abdominal; caso não seja tratada, pode evoluir para síndrome da resposta inflamatória sistêmica (SIRS), convulsões, arritmias, síncope, insuficiência renal e óbito.[9-11]

Ao exame físico, deve-se investigar as anormalidades relativas aos distúrbios eletrolíticos associados à SLT.

Laboratorialmente, a SLT é caracterizada por anormalidade em dois ou mais eletrólitos, segundo os critérios de Cairo e Bishop:[12]

Tabela 8.1
Estratificação de risco para síndrome de lise tumoral.

Tumores de alto risco
• Linfoma de Burkitt avançado • Leucemia avançada • Leucemia em estágio inicial ou linfoma de Burkitt com lactato desidrogenase elevada • Leucemia linfocítica aguda com contagem de leucócitos superior a 100.000/μL ou se o aumento da lactato desidrogenase da linha de base for duas vezes o limite superior do normal • Linfoma difuso de grandes células B (DLBCL) e doença volumosa com uma linha de base de lactato desidrogenase duas vezes o limite superior do normal • Leucemia mieloide aguda (LMA) com uma contagem de leucócitos maior ou igual a 10.000/μL
Tumores de risco intermediário
• LMA com contagem de leucócitos entre 25.000 e 100.000/μL • Leucemia linfocítica aguda (LLA) com contagem de leucócitos inferior a 100.000/μL e DHL inferior a duas vezes o limite superior normal • DLBCL com um aumento da linha de base na desidrogenase láctica de duas vezes o limite superior do normal, mas a doença não volumosa • Leucemia em estágio inicial e linfoma de Burkitt com desidrogenase láctica inferior a duas vezes o limite superior do normal
Tumores de baixo risco
• Tumores sólidos • Mielomas múltiplos • Linfomas indolentes • Leucemia linfocítica crônica • Leucemia mieloide crônica • LMA com uma contagem de leucócitos inferior a 25.000/μL e uma lactato desidrogenase elevada a menos de duas vezes o limite superior do normal

Fonte: adaptada de Adeyinka A, Bashir K. Tumor lysis syndrom. StatPearls; 2020.[9]

- Hipercalemia: ≥ 6 mEq/L ou aumento de 25% (alteração mais precoce e grave), causada pela liberação maciça de potássio intracelular, que não é eliminado adequadamente pela uropatia obstrutiva, e pode causar arritmia e parada cardíaca.
- Hiperuricemia: ácido úrico ≥ 8 mg/dL ou aumento de 25%.
- Hipocalcemia: ≤ 7 mg/dL ou redução de 25%, associado principalmente a quelação do fósforo.
- Hiperfosfatemia: fosfato ≥ 0,5 mg/dL ou aumento de 25%, elevado pela quebra do ácido nucleico que é composto por um grupo fosfato, liberando fósforo na corrente sanguínea, que é excretado por via renal, sobrecarregando o rim.
- DHL elevado.
- Azotemia: alteração bioquímica de elevação dos níveis de compostos de nitrogênio, de causas pré-real, renal ou pós-renal.

O diagnóstico clínico pode ser realizado considerando os parâmetros laboratoriais, acrescidos de:

- Creatinina: > 1,5 × o limite superior normal.
- Convulsão.
- Arritmia cardíaca ou morte súbita.

Imagens

- Radiografia e tomografia de tórax: avaliar massa mediastinal e/ou derrame pleural.
- Tomografia e ultrassonografia de abdômen: lesão ou massa abdominal. Avaliar uso de contraste (lesão renal aguda já possivelmente instalada pela SLT).

Tratamento

- Expansão volêmica: a indicação é de realizar hiper-hidratação com cristaloides, de 3 a 3,5 L/m^2, objetivando manter a diurese a > 100 mL/m^2/h; verificar se a hiper-hidratação foi iniciada 48 horas pré-quimioterapia, mantendo-se por 48 horas pós-quimioterapia.
- Alcalinização urinária: hoje é controverso em literatura, pelo risco de diminuição do nível de cálcio ionizado, por diminuir a ligação do cálcio à albumina.
- Alopurinol: medicamento utilizado na prevenção do desenvolvimento da SLT, que auxilia na diminuição da produção de ácido úrico.
- Rasburicase: medicamento utilizado para catalisação do ácido úrico, administrado por via intramuscular ou intravenosa.
- Aplicação de diuréticos de alça, especialmente se paciente for propenso a sobrecarga hídrica.

Cuidados

- Atenção aos sinais de sobrecarga volêmica e pacientes com insuficiência cardíaca.
- Monitorização de exames laboratoriais (hemograma, eletrólitos, perfil renal, DHL, urina I).
- Monitorização de sinais vitais, e considerar internação em unidade semi-intensiva/UTI.
- Checar se há avaliação de eletrocardiograma (ECG), associando achados relacionados com a hipercalemia e hipocalcemia.
- Se realizada alcalinização urinária, atentar-se aos níveis de cálcio.
- Atentar-se para o uso de eletrólitos em soros; verificar possíveis sobrecargas em dietas quanto a fósforo, potássio.
- Em pacientes que necessitem de diálise, proceder cuidados com cateter com equipe treinada adequadamente: curativos a cada 7 dias, troca de dispositivos fechados, desinfecção de conectores por 10 segundos com *swab* alcoólico e *flush* com soro fisiológico utilizando pressão positiva.[8-10]

Emergências estruturais

Hipertensão intracraniana

A hipertensão intracraniana (HIC) é o aumento da pressão intracraniana (PIC) acima de 15 mmHg por obstrução do líquido cefalorraquidiano, podendo gerar herniação ou isquemia, desta forma, sendo uma condição que causa risco de óbito.

A metástase em sistema nervoso central pode ocorrer em 15% a 30% dos pacientes oncológicos e podem causar a HIC, mesmo se não houver hidrocefalia; a HIC também pode ser causada por hemorragia intratumoral, além da compressão pelo tumor do quarto ventrículo ou do tronco cerebral.[13]

Diagnóstico

Os sintomas manifestam-se geralmente quando a PIC está acima de 20 mmHg. A presença da tríade de Cushing (bradicardia, depressão respiratória e hipertensão) caracteriza-se como emergência e exige intervenção direta. Dores de cabeça, náuseas e vômitos, por serem sintomas gerais e geralmente os iniciais, podem dificultar o diagnóstico. Em seguida, pode ocorrer diminuição do nível de consciência, alterações visuais e pupilares, movimentos oculares anormais, convulsões.[14,15]

Imagens

- Tomografia computadorizada: pode apresentar desvio de linha média, apagamento de ventrículo, traumas, além de visualização de sangramentos ou massas.
- Ressonância magnética: apresenta melhor para visualização de tumores e estruturas do sistema nervoso central.

Tratamento

- Corticoides: auxilia na diminuição do edema. Costuma-se utilizar como primeira alternativa a dexametasona (4 a 16 mg/dia, a depender do quadro clínico, que pode demandar uma dose mais alta), ou a prednisona e a metilprednisolona.
- Terapia hiperosmolar: a terapia com manitol (0,5 a 1 g/kg EV a cada 4 a 6 horas) ou solução salina hipertônica (2% a 23%) são alternativas para diminuir a hipertensão intracraniana, necessitando de monitorização da osmolalidade sérica.
- Radioterapia: a realização de radioterapia pode diminuir o tumor que causa compressão dos ventrículos ou desvios da linha média.
- Cirurgia: caso haja hidrocefalia associada a HIC, a intervenção cirúrgica é uma das alternativas de tratamento definitivo.[13]
- Para a medição precisa da PIC, também necessita-se da implantação de um cateter ventricular, que pode realizar a medida e drenagem de liquido cefalorraquidiano, para diminuir a HIC.[15]
- Anticonvulsivantes: verificar a utilização de anticonvulsivantes, pois convulsões no paciente com edema cerebral/HIC pode aumentar PIC e o risco de hipóxia.[16]

Cuidados

Posicionar o paciente no leito com elevação da cabeceira e manter a cabeça em posição neutra, diminui a pressão hidrostática, facilita a drenagem do liquido cefalorraquidiano e diminui a compressão da veia jugular interna.

Avaliar o nível de consciência frequentemente, e a Escala de Coma de Glasgow é indicada: uma pontuação inferior a 8 indica intubação e controle da ventilação mecânica para evitar vasodilatação. Se paciente sedado, avaliar nível de consciência pela escala de RASS ou Ramsay.

Realizar a avaliação pupilar, para buscar possíveis sinais de alteração cerebral e intervenção rápida nestes casos.

Verificar glicemia e corrigir os valores, caso necessário.

Monitorar hipoxia e hipercapnia, que podem piorar o quadro: é essencial manter o paciente monitorizado e que esses valores sejam checados.

Monitorar o balanço hídrico e eletrólitos séricos, mantendo o equilíbrio de fluidos da melhor maneira possível e evitar convulsões por distúrbios eletrolíticos.

Em pacientes com monitorização da PIC, verificar a pressão de perfusão cerebral (PPC), que consiste em avaliação da pressão arterial média (PAM), subtraindo-se a PIC, evitando-se valores inferiores a 50 mmHg, que podem causar isquemia cerebral; nestes casos, pode-se necessitar de drogas vasoativas.

Administrar solução salina hipertônica preferencialmente em acesso venoso central e, se não for possível, monitorar acesso venoso periférico quanto a segurança da infusão, pelo risco de infiltração.

Verificar a temperatura e manter a normotermia, utilizando-se medicações antipiréticas.[14,16,17]

■ Compressão medular

A compressão medular ocorre pelo crescimento tumoral epidural, geralmente por tumores metastáticos, que pode causar sequelas neurológicas irreversíveis se não tratado o mais rápido possível. Pode afetar de 3% a 5% dos pacientes com câncer; também pode ser o sintoma inicial do câncer em 20% dos casos. As metástases ósseas na coluna podem progredir para esta condição, invadindo o canal medular e eventualmente, além da compressão da medula, destruição da vértebra e bloqueio do líquido cefalorraquidiano.[18]

Diagnóstico

O principal sintoma é a dor, que pode ser de aumento progressivo, ou aguda e de forte intensidade, piorando ao deitar-se; outros sintomas são as disfunções motoras, mais frequentes que os sintomas sensoriais, como as parestesias/diminuição da sensibilidade, ataxia e hiper-reflexia abaixo do nível do local da compressão, além das disfunções esfincterianas.[18]

O diagnóstico pode ser realizado por meio de ressonância magnética (primeira escolha por apresentar melhor definição de imagens da coluna), tomografia computadorizada (quando não disponível ou quando contraindicação absoluta de realização de ressonância/dor intensa) ou mielografia combinada a tomografia.[18-20]

Tratamento

- Corticoides: a aplicação deve ser realizada assim que haja a suspeita de compressão medular – evitando-se desta maneira o edema vasogênico, isquemia e promovendo o alívio da compressão.
- Analgésicos: empregar o uso de medicamentos para alívio da dor.
- Por meio da confirmação da compressão por exames de imagem, o tratamento definitivo é estabelecido, o que dependerá da extensão da doença, estabilidade da coluna, radiossensibilidade tumoral e da compressão. A cirurgia pode ser realizada para descompressão e fixação interna. A radioterapia fracionada pode ser eficaz para o tratamento em tumores radiossensíveis, assim como a radiocirurgia estereotáxica.[18,19]

Cuidados

A utilização de escalas de medição da dor deve ser realizada ao menos a cada 6 horas, modificando-se a frequência de acordo com a queixa de dor do paciente.

Verificar a necessidade de repouso absoluto, o que muitas vezes é o indicado, e educar a equipe para que o paciente seja mobilizado em bloco.

Realizar medidas visando prevenir as lesões por pressão (hidratação da pele, mudança de decúbito).

Realizar medidas para prevenção de trombose venosa profunda (medidas de compressão mecânica se paciente tiver risco de sangramento ou anticoagulantes).

Observar constipação e promover medidas para estímulo se necessário.[18-20]

Síndrome da veia cava superior

A síndrome da veia cava superior (SVCS) é o impedimento do fluxo sanguíneo normal da veia cava para o átrio direito; ocorre em pacientes com tumores avançados de pulmão (especialmente não pequenas células), massas mediastinais ou tromboses que comprimem e/ou obstruem a veia cava superior.[20,21]

Diagnóstico

O quadro clínico inicia-se progressivamente e os sintomas aparecem da mesma maneira: geralmente inicia-se com dispneia, seguindo com edema de face e membros superiores, aliviando-se também progressivamente à medida que desenvolve-se a circulação colateral; outros sintomas associados são tosse, dor torácica, disfagia, cianose, confusão mental, cefaleia e à medida que há piora da condição, pode haver distensão de veias em cervical/tórax, edema cerebral, edema laríngeo e obstrução das vias respiratórias, estes últimos determinando de fato a emergência oncológica.[20,21]

O diagnóstico pode ser realizado com avaliação do quadro clínico e complementando-se com exames de imagem: o mais indicado é a tomografia computadorizada (visualiza possíveis massas tumorais e sinais de obstrução venosa, em uso de contraste), ressonância magnética (alternativa em casos em que o paciente é alérgico a contraste) e broncoscopia (método mais invasivo, menos utilizado por risco de complicação, mas serve também como exame diagnóstico, quando não há diagnóstico prévio).[20,21]

Tratamento

A utilização de stents venosos é indicada caso não haja diagnóstico bem definido, como medida de emergência. O tratamento farmacológico inclui o uso de corticoides, diuréticos (promovendo a diminuição da pressão em átrio direito), quimioterapia (tumores quimiossensíveis apresentam rápida evolução depois do início do tratamento – pode haver atraso caso o paciente não tenha biópsia realizada). A radioterapia também é tratamento de escolha caso o paciente não tenha irradiado o tórax previamente, podendo apresentar melhora dos sintomas a partir de 72 horas.[21]

Cuidados

Evitar acessos venosos e administração de medicamentos intramusculares ou subcutâneos em membros superiores; neste momento, a melhor indicação é utilizar um cateter femoral.

Avaliar nível de consciência continuamente, bem como mudanças no padrão respiratório, saturação de oxigênio e cianose.

Manter decúbito elevado, de 30 a 90 graus, melhorando o padrão respiratório e auxiliando no retorno venoso.[10,22]

Emergências relacionadas com o tratamento

Neutropenia febril e sepse

A neutropenia febril é uma complicação potencial comum durante o tratamento onco-hematológico, com morbidade e mortalidade preocupantes. Neutropenia é definida como uma contagem absoluta de neutrófilos < 500/mm³ (neutropenia grave) ou 1.000/mm³ em queda, associada à febre (um pico isolado de 38,3°C ou temperatura 38°C mantida por 1 hora).[10,23]

Desse modo, os pacientes oncológicos têm alto risco de apresentar a sepse – disfunção orgânica fatal causada pela resposta desregulada do organismo a uma infecção;

sem suporte adequado, o paciente pode evoluir para o choque séptico, caracterizado por hipotensão refratária a reposição volêmica e que necessite de suporte com vasopressor, independentemente do valor de lactato. No ambiente de emergência, o essencial é identificar os pacientes que possam ser acometidos desta complicação. Ao risco de neutropenia, a coleta do hemograma e avaliação precoce é altamente recomendado, para que haja um rastreio ainda mais assertivo. Além disso, o hemograma pode apontar leucocitose, decorrente da infecção.[23-25]

Diagnóstico

Alguns sinais podem estar associados a sepse: temperatura corporal acima de 38°C ou abaixo de 36°C, frequência cardíaca > 90 bpm, frequência respiratória > 20 irpm. Segundo os novos critérios da SSC, a sepse é determinada como infecção suspeita ou confirmada, associada a disfunção orgânica, independente da presença destes sinais. A utilização do quick-SOFA pode ser útil para o rastreio rápido de sintomas e auxiliar na tomada de decisão. Avaliar caso a caso é essencial para um melhor diagnóstico.[24-26]

A sepse pode causar diversas disfunções orgânicas, dentre elas: alterações do nível de consciência (rebaixamento, confusão mental, agitação, *delirium*), hipotensão, oligúria, aumento da creatinina, plaquetopenia (< 100.000 mm^3 ou redução de 50% em relação ao maior valor registrado nos últimos três dias), aumento do lactato e de bilirrubinas.[24,26]

Tratamento e cuidados

A *Surviving Sepsis Campaign* (SSC) publicou suas primeiras diretrizes com base em evidências no ano de 2004 e as têm atualizado constantemente. Um pacote de cuidados que devem ser realizados na primeira hora foi estabelecido, visando diminuir o impacto e os riscos de mortalidade relacionados com a sepse. O tempo zero é considerado o momento em que o paciente foi triado no departamento de emergência. Tais medidas incluem:

- Coleta de hemoculturas: a coleta de hemoculturas é essencial, e estas devem ser obtidas antes da administração dos antibióticos; devem-se obter ao menos duas amostras (uma amostra consiste em cultura aeróbia e anaeróbia), de dois pontos diferentes. Em pacientes com cateteres, deve-se atentar a coleta de uma amostra de cada via do cateter; nestes casos, obter primeiramente a amostra periférica, e em seguida, a amostra do cateter. Usualmente, colhem-se de 8 a 10 mL por frasco de hemocultura; caso não seja possível coletar o volume necessário para os dois frascos, deve-se priorizar o frasco aeróbio, e o restante no frasco anaeróbio, identificando o volume colhido e registrando em prontuário.[10,23,25]
- Nesse momento, é importante obter um bom acesso venoso para reposição volêmica se necessário, e a administração de antibióticos contidos no pacote da primeira hora.
- Coleta de lactato: o aumento do lactato (> 2 mmoL) é representativo de hipoxia tecidual, glicólise aeróbia acelerada e outras causas, e pode estar associado a piores desfechos. A obtenção do lactato, quando venoso, deve ser realizada sem a utilização do garrote no membro de coleta e possíveis bolhas de ar presentes na seringa devem ser completamente retiradas, visando diminuir interferências no resultado do exame.
- Administração de antibiótico: na suspeita, o antibiótico de amplo espectro deve ser iniciado o mais precocemente possível. Se posteriormente houver comprovação de parâmetros que não indiquem infecção, os antibióticos devem ser descontinuados. Indica-se que a administração deve ser realizada depois da

coleta de culturas, porém, seu início não deve ser atrasado caso haja dificuldade na obtenção destas.

- Administração de fluidos: a indicação de reanimação hídrica com o mínimo de 30 mL/kg de cristaloide é urgente em pacientes com hipotensão na avaliação ou com lactato elevado, podendo este volume ser infundido dentro das primeiras três horas. Coletar novo lactato depois deste período, para reavaliação. Atenção a reposição em pacientes com comorbidades (insuficiência cardíaca, edema pulmonar, entre outros), avaliá-los ainda mais cuidadosamente.
- Administração de vasopressores: a perfusão adequada de órgãos e tecidos é essencial para a recuperação do quadro do paciente; o alvo é manter a pressão arterial média ≥ 65 mmHg. Caso a reanimação hídrica não restaure a pressão adequada, os vasopressores devem ser iniciados dentro da primeira hora.

Nessa primeira hora, monitorar os sinais vitais do paciente cuidadosamente, atentando-se também a mudanças do nível de consciência. Pacientes com alto risco de deterioração clínica devem ser encaminhados para suporte intensivo, para monitorização cuidadosa.

Para pacientes em cuidados de fim de vida, já definidos, o protocolo deve ser descontinuado, tratando a situação clínica individualmente e utilizando o pacote de acordo com as necessidades.[23,25]

Conclusão

As emergências oncológicas demandam tratamento rápido e adequado. Uma avaliação acurada pode auxiliar na triagem dos pacientes para que as emergências oncológicas possam ser tratadas o mais rapidamente possível, reduzindo morbidade e mortalidade, sendo raciocínio clínico essencial, considerando-se as particularidades de cada paciente, seu histórico e tratamento atual.

Referências

1. Prenen K, Prenen H. Oncological emergencies associated with gastrointestinal tumors. Ann Gastroenterol. 2015;28(4):426-30.
2. Behl D, Hendrickson AW, Moynihan TJ. Oncologic emergencies. Crit Care Clin. 2010;26(1):181-205.
3. Klemencic S, Perkins J. Diagnosis and Management of Oncologic Emergencies. West J Emerg Med. 2019;20(2):316-22.
4. Mirhaghi A, Heydari A, Mazlom R, Hasanzadeh F. Reliability of the Emergency Severity Index: Meta-analysis. Sultan Qaboos Univ Med J. 2015;15(1): e71-7.
5. Wagner J, Arora S. Oncologic Metabolic Emergencies. Hematol Oncol Clin North Am. 2017;31(6): 941-57.
6. Goldner W. Cancer-Related Hypercalcemia. J Oncol Pract. 2016;12(5):426-32.
7. Zagzag J, Hu MI, Fisher SB, Perrier ND. Hypercalcemia and cancer: Differential diagnosis and treatment. CA Cancer J Clin. 2018;68(5):377-86.
8. Gupta A, Moore JA. Tumor Lysis Syndrome. JAMA Oncol. 2018;4(6):895.
9. StatPearls. 2020.
10. Manfredini L, Goto S, Molina P. Emergências Oncológicas. In: Centrone A, editor. Manual de Oncologia Clínica do Brasil: Enfermagem. Dendrix. 2020.
11. von Amsberg G. Oncological emergencies in chemotherapy : Febrile neutropenia, tumor lysis syndrome, and extravasation. Der Urologe. 2018;52:552-7.
12. Belay Y, Yirdaw K, Enawgaw B. Tumor Lysis Syndrome in Patients with Hematological Malignancies. J Oncol. 2017;2017:9684909.
13. Mazerand E, Gallet C, Pallud J, Menei P, Bernard F. Acute intracranial hypertension management in metastatic brain tumor: A French national survey. Neurochirurgie. 2019;65(6):348-56.
14. Leinonen V, Vanninen R, Rauramaa T. Raised intracranial pressure and brain edema. Handb Clin Neurol. 2017;145:25-37.
15. Xu W, Gerety P, Aleman T, Swanson J, Taylor J. Noninvasive methods of detecting increased intracranial pressure. Childs Nerv Syst. 2016;32(8): 1371-86.
16. Esquenazi Y, Lo VP, Lee K. Critical Care Management of Cerebral Edema in Brain Tumors. J Intensive Care Med. 2017;32(1):15-24.
17. Pater K, Püsküllüoglu M, Zygulska AL. Oncological emergencies: increased intracranial pressure in solid tumours' metastatic brain disease. Przegl Lek. 2014;71(2):91-4.
18. Patel DA, Campian JL. Diagnostic and Therapeutic Strategies for Patients with Malignant Epidural Spinal Cord Compression. Curr Treat Options Oncol. 2017;18(9):53.

19. Harris M. Quality of life in patients with malignant spinal cord compression: a review of evidence-based literature. Int J Palliat Nurs. 2016;22(1):37-43.
20. Khan UA, Shanholtz CB, McCurdy MT. Oncologic Mechanical Emergencies. Hematol Oncol Clin North Am. 2017;31(6):927-40.
21. Santra A, Nandi S, Mondal S, Chakraborty S. Superior Vena Cava Syndrome due to Thrombosis: A Rare Paraneoplastic Presentation of Bronchogenic Carcinoma. Iran J Med Sci. 2016;41(4):354-8.
22. Flounders JA. Oncology emergency modules: superior vena cava syndrome. Oncol Nurs Forum. 2003;30(4):E84-90.
23. Patel K, West HJ. Febrile Neutropenia. JAMA Oncol. 2017;3(12):1751.
24. Levy MM, Evans LE, Rhodes A. The Surviving Sepsis Campaign Bundle: 2018 update. Intensive Care Med. 2018;44(6):925-8.
25. Makic MBF, Bridges E. CE: Managing Sepsis and Septic Shock: Current Guidelines and Definitions. Am J Nurs. 2018;118(2):34-9.
26. Machado FR, Assunção MS, Cavalcanti AB, Japiassú AM, Azevedo LC, Oliveira MC. Getting a consensus: advantages and disadvantages of Sepsis 3 in the context of middle-income settings. Rev Bras Ter Intensiva. 2016;28(4):361-5.

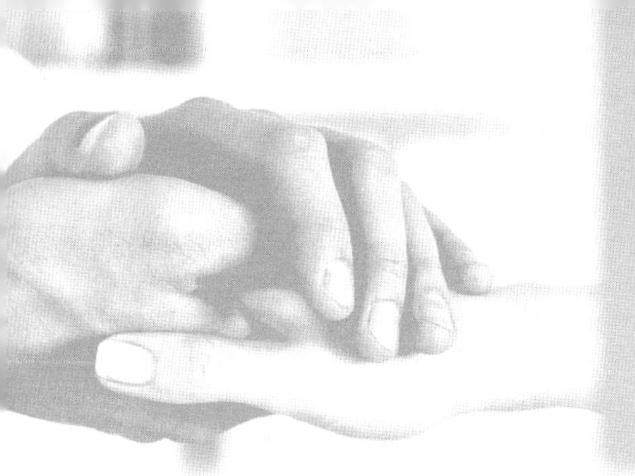

Capítulo 9

Michele Barreto

Acessos Vasculares em Oncologia

≡ Introdução

A quimioterapia pode ser infundida por diferentes vias de administração, devendo ser: oral, intramuscular, subcutânea, endovenosa, intraperitoneal, intravesical, intratecal, entre outras. A via endovenosa é a principal via de escolha, pois é considerada a mais segura no que se refere à absorção e manutenção do nível sérico da droga.[1]

O uso constante da rede venosa associado à fragilidade capilar, a desnutrição e a esclerose venosa decorrentes da patologia e do tratamento, levam a problemas cada vez mais sérios de visualização e punção do vaso.[1]

A escolha do acesso vascular deve proporcionar conforto e segurança ao paciente levando em consideração diversos fatores, tais como: definição de quais drogas serão ministradas, qual o tempo previsto de duração do tratamento, frequência de uso do acesso, necessidade de transfusão de hemoderivados e hemocomponentes, e condição da rede venosa periférica do indivíduo. Além dos fatores citados anteriormente, devemos considerar também as questões financeiras, como dispositivo de longa permanência, por exemplo, que tem maior custo e sua implantação necessita de centro cirúrgico e médico especializado, estes que nem sempre são contemplados pela operadora de saúde. Questões emocionais também devem ser valorizadas, já que a presença de um dispositivo pode levar ao medo do desconhecido, alteração de autoimagem causando desconfortos e situações que podem ser evitadas ou amenizadas quando abordadas precocemente e de forma adequada.[1,2]

Colocar e manter um cateter pode parecer muito simples, no entanto, é de fundamental importância à atenção quanto à indicação precisa e criteriosa, adequada seleção do cateter, técnica e implantação segura e manuseio correto.[1]

≡ Tipos de cateteres

Os acessos venosos periféricos são os de primeira escolha para infusão de soluções por poucos dias (no máximo uma semana), naqueles indivíduos com rede venosa preservada. São cateteres de curta permanência, variando geralmente de 72 a 96 horas de uso (conforme normas estabelecidas pela comissão de controle de infecção hospitalar de cada instituição) e são fabricados em teflon e silicone dentre outros, têm cerca de 35 a 52 mm de comprimento e são inseridos por punção de veias periféricas.[1-4]

A inserção de um dispositivo periférico é um procedimento de baixo risco, porém algumas recomendações em relação à escolha do local de punção são importantes, como priorizar os acessos calibrosos e retilíneos que possibilitem a mobilidade do paciente (antebraço e dorso da mão), evitar membros com linfedema, plégicos e com feridas e/ou hematomas.[5]

Apesar de apresentarem baixo custo, baixo índice de flebite e facilidade no uso, o acesso venoso periférico não é recomendado na administração de drogas citotóxicas por causa do elevado risco de deslocamento do dispositivo com consequente infiltração e\ou extravazamento.[6]

Os cateteres venosos centrais são considerados dispositivos essenciais para o cuidado em oncologia e sua indicação deve ser considerada como prioritária, pois minimizam os efeitos adversos no local da punção e no trajeto venoso.[5]

Os acessos centrais são indicados para pacientes que possuem difícil rede venosa ou que serão submetidos a um longo período de tratamento com infusão de soluções de PH < 5 ou > 9, osmolaridade > 500 mOsM/L ou característica vesicante. Além de garantir acesso vascular seguro, os dispositivos possibilitam a infusão de hemoderivados e hemocomponentes, nutrição parenteral, coleta de amostras de sangue para exames laboratoriais, aférese, plasmaférese e monitoramento hemodinâmico.[1,2,5]

Os cateteres centrais podem ser classificados de três formas de acordo com a previsão de durabilidade, local de inserção e a forma de implantação. Existem os cateteres não tunelizados, inseridos diretamente no vaso (subclávia ou jugular) como o Intracath® e o duplo lúmen, que são frequentemente utilizados em unidades de terapia intensiva (UTI) e em pacientes que necessitam de um acesso de urgência. Esses cateteres devem ser utilizados apenas durante a internação e por tempo inferior a três semanas.[1,2,6]

Os cateteres venosos centrais de inserção periférica (PICC) também são cateteres não tunelizados e com durabilidade de até 12 meses. Podem medir de 20 a 65 cm de comprimento, contam com calibre variando de 1 a 6 French (Fr), têm um a três lumens, podem ser valvulado ou não e confeccionados em silicone, polietileno, poliuretano ou carbonato. São inseridos por meio de uma veia superficial ou profunda da extremidade e que progride até o terço distal da veia cava superior ou proximal da veia cava inferior.[6,7]

As principais vantagens do PICC são: o benefício de inserção do cateter sob anestesia local, possibilidade de ser inserido à beira do leito, via segura para administração de quimioterápicos, maior tempo de permanência e menor risco de contaminação em relação a outros dispositivos, possível indicação de terapia domiciliar, menor risco de complicações e iatrogenias por ser de inserção periférica, e custo inferior por não ser inserido cirurgicamente.[7]

Os cateteres tunelizados ou semi-implantados (Hickman®, Quinton®, Broviac®) são considerados cateteres de longa permanência (meses a anos) e têm sido indicados com frequência em pacientes onco-hematológicos, principalmente em transplante de medula óssea e em portadores de insuficiência renal por serem mais calibrosos. Tem maior durabilidade por possuírem *cuff* de Dacron localizado próximo à saída do dispositivo que além de auxiliar na sua fixação, gera uma reação tecidual que sela a entrada de bactérias da pele.[1,3,6]

Atualmente, os mais utilizados são os cateteres de Hickman®, que são construídos em silicone ou policloreto de vinila (PVC) e geralmente contém duplo lúmen. Devem ser inseridos pelo cirurgião vascular em ambiente cirúrgico sob anestesia local ou geral por meio de punção percutânea na veia jugular externa ou na veia cefálica e tunelizados no tecido subcutâneo, por onde ficará acessível externamente.[6]

Outro modelo de cateter de longa permanência (podem ser utilizados por anos) é o totalmente implantável, conhecido como PORT-A-CATH®. É constituído por cateter de silicone ou poliuretano e reservatório, geralmente feito de titânio e/ou plástico resistente que é coberto por septo de silicone puncionável. A inserção é realizada em centro cirúrgico, geralmente por cirurgião vascular, sob anestesia local ou geral, por meio de punção percutânea ou dissecção cirúrgica próxima ao vaso que será cateterizado. A ponta do cateter deve ficar livre e posicionada na junção átrio-cava e a extremidade distal é acoplada ao reservatório, que permanece no tecido subcutâneo do tórax sobre uma protuberância óssea.[1,3,5]

Para acessar o cateter, é necessário realizar punção na pele sobre o reservatório com agulha conhecida como Huber (que tem bisel lateralizado). É uma agulha não cortante que foi desenhada para reduzir a lesão na pele e evitar danos a membrana de silicone, permitindo um número maior de punções (em média, de 2.000 a 3.000 punções).[1,5,6]

A escolha do comprimento da agulha deve ser rigorosa, considerando-se que, se a agulha for curta, corre-se o risco de não penetrar completamente a membrana de silicone e, se for demasiadamente longa, pode dificultar a fixação e facilitar o seu deslocamento. Quando força excessiva é exercida na sua introdução, o bisel pode se chocar com o fundo do reservatório e curvar-se, formando um pequeno anzol que, no processo de retirada, danificará a membrana de silicone. Além disso, é importante lembrar que o diâmetro do lúmen é o principal restritor de vazão e que puncionar com agulha de maior calibre geralmente não afeta positivamente a taxa de fluxo, mas diminui a vida útil do dispositivo.[6]

Esse tipo de cateter tem boa aceitação entre os pacientes, pois não requer cuidados domiciliares e sua interferência com a autoimagem é mínima considerando que o dispositivo não fica exteriorizado. Além disso, hoje já temos no mercado o PORT-A-CATH® POWER" que permite a infusão de contraste para realização de exames de imagem.

Complicações

O uso de acessos venosos periféricos e centrais, assim como qualquer terapêutica, tem caráter invasivo, podendo desencadear complicações de origem mecânicas e infecciosas.[4]

Define-se como complicação o resultado inesperado ou indesejado associado a uma doença ou procedimento. Na terapia intravenosa, geralmente está relacionada com fatores de risco como a natureza do medicamento (osmolaridade, estabilidade, grau de acidez e alcalinidade, aditivo utilizado na formulação, foto ou termossensibilidade), duração da terapia, incompatibilidade das drogas, localização e propriedades do dispositivo utilizado, habilidade do profissional e características do paciente.[4]

Infiltração

A infiltração é definida como a administração de uma solução ou medicamento não vesicante no tecido subjacente a área puncionada, sendo caracterizada por edema ao redor do ponto de inserção, dor aguda ou em queimação, vazamento da solução\medicamento no local da inserção, sinais flogísticos ou local frio e pálido, além de uma redução ou interrupção na velocidade do fluxo.[8]

Dentre as principais causas de infiltração temos a colocação imprópria ou o deslocamento do cateter, danos à parede do vaso causando sua ruptura, punção entre as camadas da veia, *flushing* com alta pressão e formação de coágulo, causando aumento da pressão na parede do vaso.[6]

Mediante a complicação, deve-se parar a infusão imediatamente e remover o dispositivo, fazer expressão local para retirar a maior quantidade de fármaco possível, elevar o membro para conforto do paciente, verificar o local com frequência e acompanhar a evolução do quadro.[6]

Extravasamento

O extravasamento é definido como o escape de fármacos vesicantes (responsáveis por reações mais graves) ou irritantes (danos teciduais menos intensos) do vaso sanguíneo para os tecidos circunjacentes caracterizando-se por dor, eritema, edema, ulceração e necrose tecidual.[6,9]

A toxicidade dermatológica decorrente do extravasamento destaca-se como a complicação aguda mais severa sendo considerada uma emergência oncológica pela morbidade que pode suscitar causando extremo desconforto e sofrimento ao paciente e exigindo do enfermeiro habilidade clínica para diagnosticá-la e intervir precocemente.[6,9]

Embora seja uma complicação mais comumente associada a cateteres periféricos, pode estar presente também em pacientes cujo cateter central sofreu quebra ou rachadura próxima à inserção. Estima-se que ocorram entre 0,1% e 6% em infusões periféricas e entre 0,3% e 4,7% em acessos venosos centrais totalmente implantáveis. Nos casos de extravasamento via cateter central, é necessária uma imagem para confirmação do diagnóstico.[4]

Apesar de não haver indicação para infusão de drogas vesicantes via acesso venoso periférico, caso seja necessário, além da habilidade técnica na punção, é importante selecionar o local, dando preferência a veias calibrosas, saudáveis, com grande fluxo sanguíneo e no membro não dominante evitando áreas de articulação. O melhor sítio de inserção é o antebraço, em virtude da maior presença de tecido subcutâneo, que em casos de infiltração e extravasamento, acaba protegendo estruturas mais nobres como nervos e tendões.[6]

Uma vez ocorrido o extravasamento, deve-se interromper a infusão imediatamente e aspirar ao máximo possível do fármaco extravasado, retirar o dispositivo venoso, aplicar compressas quentes ou frias dependendo do medicamento extravasado por no mínimo 24 horas (15 minutos, quatro vezes ao dia) e\ou administrar antídotos conforme protocolo institucional, acompanhar a evolução e acionar especialistas (dermatologista, cirurgião plástico e etc.), quando necessário. A intervenção consistente e rápida reduz significantemente o risco de desconforto do paciente e lesões permanentes.[6]

Flebite e tromboflebite

A flebite é outro tipo de complicação local, considerada uma das mais comuns na terapia intravenosa. É definida como a inflamação da camada íntima da veia por causa dos fatores mecânicos, químicos e infecciosos, permitindo aderência de plaquetas e está relacionada também com o aumento da permeabilidade capilar, favorecendo assim que proteínas e fluidos extravasem para o espaço intersticial. Os principais sinais e sintomas de flebite são hiperemia, edema, sensibilidade, dor, calor, cordão palpável e secreção purulenta.[4,6]

A flebite de origem mecânica é causada pelo movimento do dispositivo dentro do vaso, favorecido muitas vezes, pela fixação inadequada, pela proximidade entre os calibres (vaso × dispositivo) e pelo posicionamento ou manuseio do cateter/equipamentos que provoca fricção e posterior inflamação venosa. A de origem química está associada com a velocidade de infusão e interações medicamentosas de soluções ácidas ou alcalinas, ou àquelas que têm elevada osmolaridade que interferem diretamente com a integridade do endotélio e danificam a parede vascular. Finalmente, as flebites de origem bacteriana estão relacionadas com a colonização do trajeto do cateter vascular, contaminação durante a manipulação das soluções, circuitos e equipamentos, técnica de esterilização e acondicionamento inadequado, e pelo deslocamento bacteriano causado pelas infecções generalizadas ou punção de sítios próximo à infecção.[4,6]

A tromboflebite é uma condição patológica caracterizada pela presença de um coágulo associado à inflamação da veia apresentando como sinais e sintomas: dor, rubor, calor e edema no local da punção ou ao longo do trajeto da veia. É uma complicação com maior risco de ocorrência em pacientes oncológicos, pois as neoplasias podem criar um estado trombogênico por meio de mediadores inflamatórios, fator de necrose tumoral, ativação plaquetária e substâncias pró-coagulantes lançadas pelas células tumorais.[6,10]

Mediante a suspeita de flebite, deve-se interromper a infusão, retirar o dispositivo e se houver a necessidade de uma nova punção dar preferência para o outro membro, aplicar compressas mornas, manter o membro elevado e em avaliação frequente. E nos casos de tromboflebite, além dos cuidados citados anteriormente, iniciar com a anticoagulação.[6]

Infecção

As infecções estão dentro das complicações tardias e de maior prevalência em pacientes oncológicos e é a principal causa de retirada precoce de cateteres de longa permanência podendo aumentar o período de internação para tratamento com antibiótico\antifúngico com consequente aumento dos custos assistenciais e da taxa de mortalidade.[5,11]

Elas podem ocorrer de forma sistêmica (infecção de corrente sanguínea associada ao uso de cateter venoso) ou circunscrita ao sítio de inserção do dispositivo desencadeadas principalmente por micro-organismos presentes na flora da pele como *Staphylococcus epidermidis* e *Staphylococcus aureus*, além da *Candida albicans*, *Pseudomonas aeruginosa*, *Klebsiella pneumoniae* e *Enterococcus faecalis*.[5,11]

A incidência de infecções relacionadas com o uso de cateteres venosos está associada com o tempo de permanência, a frequência de manipulação, local de inserção, patologia de base e sua gravidade, condições nutricionais, idade e alterações imunológicas. A manifestação da complicação sistêmica é desencadeada por quadro de bacteremia (febre, calafrios e\ ou hipotensão) e o diagnóstico é estabelecido com resultado de hemocultura positiva (deve-se coletar pelo menos duas hemoculturas, sendo uma delas de via periférica e outra pelo cateter) e que não esteja associada a outro foco infeccioso. No caso de infecção no sítio de inserção do dispositivo, os principais sintomas são: hiperemia e dor local, edema, palpação do cordão vascular endurecido e drenagem purulenta.[4]

A contaminação do cateter pode ocorrer pela migração de micro-organismos da pele por meio do ponto de inserção, contaminação direta do dispositivo pelo contato com as mãos ou áreas contaminadas, via hematogênica a partir de outro foco de infecção e infusão de soluções contaminadas. Logo, medidas gerais como higiene das mãos antes do contato com cateteres e conexões de equipos de infusão, utilização de técnica asséptica na manipulação do sistema, antissepsia com álcool 70% de todos os dispositivos e conexões antes de administrar qualquer medicação endovenosa são de suma importância.[6]

Embolia gasosa

A embolia gasosa é um risco potencial de qualquer acesso venoso central, sendo uma rara, porém grave complicação, com taxa de mortalidade de 30 a 50%. É causada por entrada inadvertida de ar na circulação central apresentando sinais e sintomas de dispneia, cianose, tosse, edema pulmonar e alteração do nível de consciência.[4,6,12]

O ar pode entrar na veia por meio da agulha de punção, durante a permanência do cateter na veia central, por desconexão ou fratura do cateter, e durante a sua retirada, pelo trajeto do subcutâneo. A quantidade de ar estimada para desencadear a embolia gasosa significativa é entre 300 e 500 mL, em uma taxa de 100 mL\s, podendo quantidades menores serem fatais em pacientes mais graves e com reserva cardiopulmonar limitada.[6,12]

A interação do sangue com ar desencadeia agregação de plaquetas, hemácias e glóbulos de gordura às bolhas de ar, promovendo obstrução de vasos pulmonares, com consequente aumento da resistência vascular, redução da complacência pulmonar, hipoxemia grave, assim como instabilidade hemodinâmica concomitante, relacionada com a hipertensão pulmonar aguda.[6,12]

Diante da complicação, deve-se posicionar o paciente em decúbito lateral esquerdo e com a cabeça abaixada (posição de Trendelenburg) para o ar se deslocar para a ponta do ventrículo direito, deixando livre sua via de saída e facilitando a passagem de sangue para a circulação pulmonar. Além disso, colocar o paciente em 100% de oxigênio para facilitar a absorção de nitrogênio pela circulação pulmonar, diminuindo o tamanho das bolhas.[6,12]

Visando a prevenção da embolia gasosa, a colocação e a retirada de cateteres venosos centrais devem ser realizadas em decúbito dorsal e posição de Trendelenburg com o intuito de aumentar a pressão venosa e diminuir o risco da complicação. O cateter deve ser ocluído com sistemas "corta-fluxo" e quando removido, deve-se aplicar imediatamente curativo oclusivo por 24 horas.[6,12]

Trombose

A trombose relacionada com a colocação do cateter pode ocorrer por causa do revestimento de fibrina que forma sobre ele, que é uma consequência previsível devido ao contato do sangue com a superfície artificial e que geralmente não adere à parede do vaso ou pela formação de trombo, por ser aderente à parede do vaso, pode obstruí-lo total ou parcialmente ao redor do cateter.[6]

Há alguns fatores de risco que predispõem à formação de trombos, tais como: tempo de implantação do cateter, tipo de material e calibre do dispositivo, via de acesso, local de posicionamento da ponta do cateter, medicamento infundido, danos à túnica íntima da veia pelo dispositivo, alterações de coagulação e condições relacionadas com a patologia de base.[6,13]

O paciente pode apresentar dor no trajeto venoso com irradiação para o ombro e pescoço além de edema e turbilhamento em ouvido ipsolateral. O diagnóstico é confirmado pela ultrassonografia ou doppler e nesses casos é importante orientar o paciente quanto ao repouso, a importância de evitar esforços físicos, e iniciar terapia antitrombolítica conforme prescrição médica.[13]

Fratura ou ruptura do cateter

A ruptura em qualquer parte da extensão do cateter pode ocorrer por causa dos defeitos de fabricação, técnica de inserção e remoção inadequada ou por exercer alta pressão positiva, quando há uma oclusão parcial ou total da luz do dispositivo. Também podem estar relacionadas com um traumatismo torácico ou por compressão do cateter entre a clavícula e a primeira costela conhecida como síndrome de *pinch off*, ou síndrome do aperto que causa obstrução mecânica intermitente tanto para o fluxo quanto para o refluxo. Nesses casos, a fricção repetida ocasionada pelos movimentos do ombro pode desencadear a ruptura do dispositivo em um tempo estimado de seis meses.[6,13]

Os sinais e sintomas da complicação são dor torácica ou no ombro ipsolateral, edema, audição de turbilhamento durante a infusão de soluções, dor/ardor no local do reservatório nos casos dos cateteres totalmente implantados, dor/desconforto na administração *in bolus*, endocardite, arritmias, sinais flogísticos supraclaviculares, tamponamento cardíaco e perfuração de vasos.[13]

É uma complicação que requer atenção imediata da equipe cirúrgica ou radiologia intervencionista para identificação e remoção dos fragmentos do cateter.[6,13]

Cuidados de enfermagem

O caráter prolongado do tratamento oncológico, as fragilidades vasculares e cutâneas, as trombocitopenias e o desgaste progressivo da rede venosa decorrente da própria quimioterapia, requerem conhecimento e habilidade do profissional de enfermagem que presta assistência ao paciente em uso de cateter para realizar o manejo adequado com o objetivo de manter a permeabilidade e prevenir complicações.[8]

É importante que as instituições tenham definidas e descritas normas, rotinas práticas e universais de manuseio de acessos venosos com o intuito de garantir a manipulação padronizada e segura.[11]

Entre as medidas de segurança adotadas em um ambiente de promoção e cuidado da saúde, a higienização das mãos é uma das iniciativas simples e que previnem infecções relacionadas com a assistência ao paciente.[13]

As mãos devem ser higienizadas utilizando a técnica correta com água e sabonete (líquido ou espuma) quando estiverem visivelmente sujas e com preparação alcoólica durante o tempo que não tiver sujidade aparente no momento antes de tocar o paciente e de realizar procedimento limpo/asséptico, depois do risco de exposição a fluidos corporais, após tocar o paciente e superfícies próximas ao paciente.[14]

O profissional de enfermagem deve avaliar diariamente o local de inserção do cateter quanto à presença de sangramento, hiperemia, calor ou rubor e presença de dor no local. Além disso, nos casos de cateteres de PICC, deve-se avaliar a perfusão periférica do membro em que o cateter está inserido e medir diariamente a circunferência braquial.[15,16]

É importante também, avaliar o aspecto do curativo, porque além de proteger o sítio de inserção e o "corpo" do cateter, é um mecanismo de segurança que impede o deslocamento e/ou migração dele por meio da fixação adequada.[6,13]

O tipo de material utilizado para a realização da cobertura depende das normas ou condições de cada instituição podendo ser com gaze sob fita adesiva (troca a cada 24 horas) ou curativo de membrana semipermeável transparente (troca a cada 5 ou 7 dias). Além da troca programada do curativo, ela também deve ocorrer quando há presença de sujidade, umidade, descolamento ou a necessidade de uma melhor visualização do sítio de inserção. [13]

Todo curativo deverá ser estéril, oclusivo, de fácil aplicação e remoção, ter boa aderência, ser capaz de manter o sítio do cateter seco, não possibilitar ocorrência de dobras do cateter e ser confortável ao paciente.[13]

Antes do banho, é importante envolver totalmente o curativo com plástico fixado com fita adesiva para garantir que a integridade do curativo e que a inserção esteja sempre seca, evitando proliferação de microrganismos.[17]

Os cateteres devem ser heparinizados conforme especificação de cada cateter (Tabela 9.1), pois a heparina age inibindo a conversão de fibrinogênio em fibrina, impedindo a formação do coágulo e, com isto evitando a obstrução do cateter.[18,19]

O uso da heparina pode ser contraindicado para os pacientes que estiverem com baixo índice de plaqueta e RNI alargado, por isso, é importante compartilhar com a equipe médica para definir a melhor conduta para cada tipo de paciente.[18,19]

Tabela 9.1
Heparinização de cateteres venosos centrais

Cateter	Frequência	Volume de heparina (100 U/mL)
Cateter venoso central de curta permanência	Depois de cada uso se intermitente ou no máximo a cada 48 horas, se não estiver em uso.	• 1 mL para cateter menor ou igual a 8 F • 3 mL para cateter de 12 F
Cateter venoso central semi-implantado de longa permanência	Depois de cada uso se intermitente ou no máximo a cada 7 dias, se não estiver em uso.	• 1 mL para pacientes com peso inferior a 40 kg • 3 mL para pacientes com peso acima de 40 kg
PICC valvulado	Depois de cada uso se intermitente ou no máximo a cada 7 dias, se não estiver em uso.	• 1 mL
PORT-A-CATH®	Depois de cada uso se intermitente ou no máximo a cada 60 dias, se não estiver em uso.	• 1 mL para pacientes com peso inferior a 40 kg • 3 mL para pacientes com peso acima de 40 kg

Um estudo randomizado realizado por Schallon et al., em 2012, comparou o uso de heparina a uma concentração de 10 UI/mL com o cloreto de sódio 0,9% no que diz respeito à manutenção da permeabilidade do cateter em uma amostra de 341 pacientes com total de 709 vias. A avaliação do fluxo foi efetuada a cada 8 horas nas vias sem perfusão contínua e não verificaram diferenças significativas entre as duas soluções, registrando-se 3,8% de cateteres obstruídos no grupo da heparina (n=314) e 6,3% no grupo do cloreto de sódio 0,9% (n=395). Segundo estes autores, dados os efeitos colaterais do uso da heparina, a solução de soro fisiológico pode ser preferível para a manutenção de cateter venoso central, quando usados por pouco tempo.[20]

Outro estudo realizado em 2012 por Bertoglio et al., com uma amostra de 610 pacientes oncológicos, em uso de cateter venoso central totalmente implantado, durante um período mínimo de *follow-up* de 12 meses, também comparou a eficácia do soro fisiológico 0,9% (n=297) e heparina a uma concentração 50 UI/mL (n=313) quanto a permeabilidade não sendo identificadas diferenças significativas (p=0,90) entre as duas soluções, concluindo que o soro fisiológico é tão eficaz quanto a solução heparinizada, podendo ser utilizada na manutenção da permeabilidade desse tipo cateter implantados em pacientes oncológicos.[20]

Antes e depois das medicações, o profissional que irá realizar a administração , deverá fazer a desinfecção da tampa/conector por 10 segundos com álcool a 70%, aspirar a heparina administrada e em seguida a administração de qualquer medicamento ou solução, realizar a lavagem com solução salina.[17]

O sistema de infusão utilizado (equipos, buretas etc.) devem ser trocados a cada 72 horas e mantidos fechados durante a infusão como forma de diminuir o risco de infecção, e os conectores (Clave®, Neutron® etc.) conforme rotinas institucionais e orientações do setor de controle de infecção hospitalar.[15-17]

É responsabilidade da equipe de enfermagem orientar os pacientes sobre as possíveis complicações e solicitar ao mesmo que relate a equipe qualquer sintoma de desconforto local ou sistêmico (febre, calafrios, mal-estar). O paciente deve ser envolvido no cuidado e ter domínio sobre o manejo e manutenção do cateter para continuidade do cuidado quando tiver indicação de mantê-lo mesmo depois da alta.[13]

Referências

1. Bonassa EMA, Santana TR. Administração dos Antineoplásicos. In: Enfermagem em Terapêutica Oncológica. 3ª ed. São Paulo, Rio de Janeiro, Ribeirão Preto, Belo Horizonte; 2005:41-82.
2. Luccia N, Puech-Leão P, Zerati AE, Wolosker N. Cateteres venosos totalmente implantáveis: histórico, técnica de implante e complicações. J. Vasc. Bras. Porto Alegre. 2017;16(2):128-39. Available from <http://www.scielo.br/scielo.php?script=sci_arttext&pid=S1677-54492017000200128&lng=en&nrm=iso>.
3. Zerati AE. Avaliação de pacientes submetidos ao implante de cateteres totalmente implantáveis para tratamento oncológico. São Paulo; 2015. Available from <http://www.google.com.br/url?sa=t&rct=j&q=&esrc=s&source=web&cd=1&ved=2ahUKEwiV74XN7afeAhVBDJAKHRGeALQQFjAAegQICRAC&url=http%3A%2F%2Fwww.teses.usp.br%2Fteses%2Fdisponiveis%2Flivredocencia%2F5%2Ftde-29042016-164310%2Fpublico%2FAntonioEduardoZerati.pdf&usg=AOvVaw2P3-KbCQDGf-Y62EFgWkqQ>.
4. Mota ANB. Complicaçõe relacionadas ao uso de cateter venoso central semi-implantável não tunelizado em pacientes com afecções cardiopulmonares. São Paulo; 2015. Available from <http://www.teses.usp.br/teses/disponiveis/7/7139/tde-11012016-133033/en.php>.
5. Custódio CS, Vasques CI. Acessos Vacuslares. In: Diretrizes Oncológicas. Rio de Janeiro. 2017:549-56. Available from <http://bvsms.saude.gov.br/bvs/publicacoes/protocolos_clinicos_diretrizes_terapeuticas_oncologia.pdf>.
6. Shimada CS. Acessos Vasculares em Oncologia. Rio de Janeiro e São Paulo. 2014.
7. Di Santo M, Duarte CT, Jovino MAC, Kalil JÁ, Nascimento AM, Nascimento RG, Siqueira E, Takemoto. Cateteres venosos centrais de inserção periférica: alternativa ou primeira escolha em acesso vascular? J. Vasc. Bras. Porto Alegre. 2017;16(2):104-12. Available from <http://www.scielo.br/scielo.php?script=sci_arttext&pid=S1677-54492017000200104 &lng=en&nrm=iso>.
8. Almeida AM, Gozzo TO, Soares CR. A avaliação da rede venosa pela enfermagem em mulheres com câncer ginecológico durante o tratamento quimioterápico. Esc. Anna Nery, Rio de Janeiro. 2012; 16(2):240-6. Available from <http://www.scielo.br/scielo.php?script=sci_arttext&pid=S1414-81452012000200005&lng=en&nrm=iso>.
9. Pedrolo E, Schneider F. Extravasamento de drogas antineoplásicas: avaliação do conhecimento da equipe de enfermagem. REME Rev. Min. Enferm. Minas Gerais. 2011; 15(4):522-9. Available from: <http://bases.bireme.br/cgi-bin/wxislind.exe/ iah/online/?IsisScript=iah/iah.xis&src=google&base=BDENF&lang=p&nextAction=lnk&exprSearch=22150&indexSearch=ID>.
10. Lastoria S, Sobreira ML; Yoshida WB. Tromboflebite superficial: epidemiologia, fisiopatologia, diagnóstico e tratamento. J. Vasc. Bras. Porto Alegre. 2008; 7(2):131-43. Available from <http://www.scielo.br/scielo.php?script=sci_arttext&pid=S1677-54492008000200007&lng=en&nrm=iso>.
11. Carvalho EC, Reis PED, Vasques CI. Manejo do cateter venoso central totalmente implantado em pacientes oncológicos: revisão integrativa. Acta Paul. Enferm. 2009; 22(5):696-701. Available from <http://www.scielo.br/scielo.php?script=sci_arttext&pid=S0103-21002009000500016&lng=en&nrm=iso>.
12. Figueiredo LFP; Neto AC. Como identificar, tratar e prevenir a embolia gasosa relacionada a cateteres venosos centrais?. Rev. Assoc. Med. Bras. São Paulo. 2001; 47(3):179-80. Available from <http://www.scielo.br/scielo.php?script=sci_arttext&pid=S0104-42302001000300014&lng=en&nrm=iso>.
13. Crespo A, Passos P. Enfermagem Oncológica Antineoplásica. 1ª ed. São Paulo, Learm. 2011:25-57.
14. Governo do Brasil. Manual orienta profissionais de saúde sobre a higiene das mãos. Acessado em 23/11/2018 e disponível em http://www.brasil.gov.br/noticias/saude/2016/05/manual-orienta-profissionais-de-saude-sobre-a-higiene-das-maos.
15. O'Grady NP, Alexander M, Dellinger EP, Gerberding JL et al. Guideline for the prevention of intravascular catheter – related infections. The Healthcare Infection Control Practices Advisory Committee – Center for Disease Control and Prevention. Infection Control and Hospital Epidemiology. 2002; 23(12):759-69.
16. Vizcarra MC et al. Policies and Procedures for Infusiuion Nursing. 2ª ed. Infusion Nursing Society Inc. 2002.
17. Phillips LD. Manual de terapia intravenosa. Porto Alegre: Artmed editor, 2001.
18. Webster JS. Vascular access devices. In: Gullatte, MM. Clinical guide to antineoplastic therapy: a chemotherapy handbook. Pittsburgh: Oncology Nursing Press, Inc. 2001; 4:47-70.
19. Alexander M. Infusion Nursing Standards of Practice. Journal of Intravenous Nursing. INS Supplement. nov-dec 2000;23: n. 6S.
20. Encarnação RMC, Marques P. Permeabilidade do cateter venoso central: uma revisão sistemática da literatura. Ver. Enf. Ref. III Série – 2013; 9:161-9. Disponível em: http://www.scielo.mec.pt/pdf/ref/vserIIIn9/serIIIn9a17.pdf.

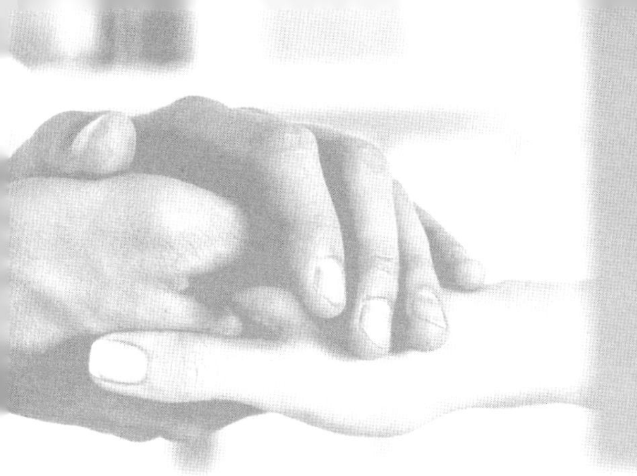

Capítulo 10

Camila Viale Nogueira

Cuidados no Pós-Câncer – *Survivorship*

Introdução

O número de novos casos de câncer vem aumentando nos últimos anos por causa dos avanços tecnológicos, pesquisas e melhores tratamentos, temos cada vez mais "sobreviventes" da doença.[1]

Nos últimos anos, percebeu-se um progresso notável contra o câncer em muitos países. Nos EUA, observou-se 20 anos seguidos de declínio nas taxas de mortalidade do câncer. A Sociedade Americana de Câncer estima cerca de 18 milhões de sobreviventes de câncer em 2022.[1,2]

No Brasil, apesar destes dados ainda não serem amplamente avaliados, estima-se que 4% da população brasileira seja sobrevivente de câncer, cerca de 8,5 milhões de pessoas.[3]

O cuidado em longo prazo para o tratamento do câncer é um campo relativamente novo e ainda carente de informações no nosso país. O aumento das taxas de sobrevivência de câncer desafia a infraestrutura de saúde e destacam um déficit de conhecimento e diretrizes em cuidados de sobrevivência prolongada.[2]

O cuidado pós-câncer é direcionado a estes pacientes sobreviventes, é uma abordagem específica adotada para atender as necessidades em longo prazo e que inclui monitoramento, gerenciamento de efeitos tardios e promoção da saúde.[1]

Survivorship

A tradução para "sobrevivente" veio do termo inglês "*Survivor*", amplamente utilizado em outros países nos programas de sobrevivência, chamado "*Survivorship*".

Em 1985, Fitzhugh Mullan, médico e também sobrevivente de câncer escreveu sobre a importância do cuidado no pós-tratamento:

> *"O desafio de superar o câncer não é apenas encontrar terapias que previnam ou prendam a doença rapidamente, mas também mapear o meio termo de sobrevivência e minimizar seus riscos médicos e sociais."*[4]

Em 1986, modificou-se a descrição do paciente com câncer como "vítima" para "sobrevivente", essa definição elaborada pela organização *The National Coalition for Cancer Survivorship* foi incorporada ao *National Cancer Institute* nos EUA, propondo como definição: "um indivíduo é considerado um sobrevivente de câncer desde o momento do diagnóstico, passando pelo equilíbrio da sua vida. Familiares, amigos e cuidadores também são impactados pela experiência de sobrevivência e, portanto, estão incluídos nesta definição. Sendo esta, a definição mais utilizada nos programas de atendimento a sobreviventes."[5-7]

Em 2019, o *National Comprehensive Cancer Network* (NCCN) destacou em seu *guideline* a atualização dessa definição, incluindo indivíduos desde o momento do diagnóstico, durante e imediatamente depois do tratamento. Essa definição, abrange pacientes sobreviventes em longo prazo e aqueles em terapia hormonal ou com doenças metastáticas. O objetivo desta definição se dá pela necessidade de incluir todos aqueles que tiveram a experiência do câncer e não necessariamente aqueles que estão livres da doença, sugerindo assim que não se crie um rótulo a esta população, mas acolha todos aqueles que vivenciaram a experiência oncológica.[8]

A transição do tratamento oncológico ativo para o período pós-tratamento é um cuidado fundamental para a saúde em longo prazo.[6,7]

Em 2005, o *Institute of Medicine* (IOM) e o *National Research Council* compilaram um relatório intitulado: "do paciente com câncer ao sobrevivente com câncer. Perdido na transição". Esse relatório apresentou os principais componentes que são essenciais para o cuidado dos sobreviventes:[9]

- Prevenção de novos tipos de câncer, recorrência e outros efeitos tardios.
- Vigilância de recorrência ou segundo câncer.
- Avaliação dos efeitos psicossociais e clínicos tardios.
- Intervenção para problemas associados ao tratamento oncológico.
- Coordenação dos cuidados entre prestadores de cuidados primários e especialistas.[9]

Além disso, sabe-se que indivíduos que vivenciaram o câncer, podem apresentar questões do âmbito psicológico. Desta forma, em 2008, o IOM desenvolveu um relatório intitulado: "Câncer – cuidar de todo o paciente: Atendimento às necessidades de saúde psicossocial", que conclui que a atenção ao lado psicossocial e seus cuidados devem estar integrados aos cuidados de rotina em toda a trajetória do indivíduo com câncer o que inclui do diagnóstico ao período pós-tratamento.[10]

Estudos demonstram que sobreviventes de câncer com sofrimento não tratado tem pior adesão aos exames de vigilância e são menos propensos a desenvolver hábitos saudáveis.[10]

O grupo de sobreviventes de câncer é uma população em crescimento com subconjuntos diversificados de câncer e protocolos de tratamento. Por isso, suas necessidades e tratamento dificultam a identificação de um único protocolo de atendimento clínico de sobreviventes.[10]

Percebe-se a necessidade de estudos e pesquisas nesta população, a falta de rastreamento populacional neste grupo de longo prazo combinados com os avanços contínuos de tratamentos oncológicos deixa a possibilidade de efeitos secundários tardios e em longo prazo desconhecidos.[10]

Os sobreviventes enfrentam neste período de transição e complexidade, incertezas sobre com quem tirar dúvidas sobre sintomas, como navegar pelo sistema de saúde e decidir quem deverá prestar os cuidados contínuos de sobrevivência. É necessário um profissional que reconheça suas necessidades e tenha capacidade técnica e científica para oferecer atendimento às demandas e /ou encaminhar ao especialista. Neste período, a falta de um coordenador do cuidado pode levar à dúvidas e inseguranças.[7,9,10]

Para que todas as demandas sejam atendidas, o sobrevivente pode obter a orientação e coordenação de uma equipe multidisciplinar de especialistas ou atribuir esses cuidados ao próprio oncologista.[9,10]

A transição dos cuidados é fundamental para manter relações positivas. Além disso, a comunicação eficaz entre equipes e a elaboração de um plano de cuidados de sobrevivência, garantem informações seguras e a continuidade do tratamento.[1,9,10]

Efeitos do câncer e seu tratamento

Muitos sobreviventes de câncer apresentam efeitos colaterais físicos e/ou psicossociais, tais efeitos podem ser leves, graves ou até mesmo permanentes.[10,11]

Alguns lidam com consequências mínimas, retornando a sua vida normal depois do término do tratamento. A maioria dos sobreviventes relata ter uma boa qualidade de vida e um bom estado de saúde. Um estudo realizado com 659 sobreviventes de câncer de mama, colorretal e próstata, demonstrou que a maioria não apresentava sofrimento psicológico ou grande necessidade de cuidados de suporte.[11]

Por outro lado, muitos sobreviventes experimentam efeitos tardios físicos e/ou psicossociais. Uma revisão sugere que pelo menos 50% dos sobreviventes experimentam algum tipo de efeito tardio depois do tratamento oncológico.[10]

Alguns dos efeitos relacionados com o tratamento do câncer e a doença são: dor, alterações músculo esquelético, fadiga, diminuição de força e resistência, alterações urinárias e intestinais, menopausa precoce, déficit cognitivos, disfunção sexual, alterações ósseas e cardíacas entre outros.[10,12]

Além dos problemas associados ao tratamento e doença, estudos demonstram por meio da análise de dados de um sistema de vigilância de fator de risco comportamental, que muitos sobreviventes de câncer têm comorbidades significativas, como tabagismo, obesidade e sedentarismo.[10,12]

Prevenção e gerenciamento de efeitos tardios

A prevenção e o gerenciamento de efeitos tardios dos sobreviventes de câncer são algumas das principais ações no acompanhamento de sobreviventes.[5,6,10]

A Organização Mundial da Saúde (OMS) e a Sociedade Americana de Câncer (SAC) evidenciam benefícios na fase pós-câncer com ações voltadas a prevenção, reduzindo riscos de recidiva e melhora da qualidade de vida. Dietas com base em plantas, consumo limitado de carne vermelha e processada, consumo limitado de álcool, controle de peso saudável ao longo da vida, cessação do tabagismo e a prática de atividade física moderada, são atitudes e hábitos benéficos. Essas medidas são evidenciadas também no *Clinical Practice Guidelines in Oncology* (*NCCN Guidelines®*)[5,6]

Além da prevenção, é necessário conhecer os possíveis efeitos tardios nos sobreviventes de câncer, sejam eles físicos ou psicoemocionais.[10]

Muitos efeitos tardios são atribuídos ao tratamento oncológico realizado, embora o desenvolvimento de tratamentos menos tóxicos e terapias direcionadas estejam ajudando a diminuir o risco de efeitos físicos em sobreviventes, a carga absoluta de complicações físicas está aumentando em virtude do crescente número de sobreviventes de câncer combinados ao envelhecimento da população.[10]

Além disso, os efeitos diretos do câncer e as exposições ao tratamento podem elevar o risco de complicações quando convergem com fatores de risco preexistentes, como idade, comorbidades, hereditariedade e estilo de vida.[10]

Embora escassas, pesquisas e diretrizes sobre triagem, prevenção e manejo de efeitos tardios, existem *guidelines* específicos para cada efeito tardio, disponíveis *Clinical*

Practice Guidelines in Oncology (*NCCN Guidelines*®), que nos direcionam para uma melhor prática, com base em evidências.[9,10]

A seguir listamos alguns dos possíveis efeitos tardios nos sobreviventes.

Efeitos tardios

Cabeça e pescoço

O tratamento de câncer de cabeça e pescoço pode levar a defeitos visuais e auditivos. Os efeitos mais citados são conjuntivite, ceratite, retinopatia, hemorragia retiniana, neurite óptica e visão turva são mais frequentemente relatadas.[13]

A radioterapia em regiões dos olhos, órbita, cavidade oral, seios paranasais podem levar a retinopatia, manifestando-se inicialmente com a diminuição da visão. A associação da quimioterapia com doenças como diabetes podem aumentar o risco de tais efeitos.[14]

A utilização de cisplatina é associada à perda auditiva, doses cumulativas e a combinação com radiação craniana ou ifosfamida elevam o risco.[15]

Sistema cardiovascular

A quimioterapia e a radioterapia podem levar a efeitos tardios, um desses efeitos graves é a toxicidade cardíaca causada pelo uso de antraciclina e cisplatina. A toxicidade cardíaca pode se apresentar como cardiomiopatia com sinais de insuficiência cardíaca congestiva.[16,17]

Alguns fatores de risco devem ser considerados, como dose cumulativa da droga, esquema de administração e doença cardíaca preexistente. A utilização de radioterapia mediastinal eleva o risco de cardiotoxicidade.[16,17]

A cardiotoxicidade pode se manifestar após anos do tratamento como doença pericárdica, valvular, miocárdica ou coronariana. Além disso, pode acelerar doença arterial coronariana elevando o risco de angina e infarto do miocárdio.[16]

A utilização de drogas como cisplatina e bleomicina para tumores de células germinativas testiculares estão associados a risco de hipertensão e aumento de peso.[16]

Sistema endócrino

O câncer e seu tratamento são potenciais para efeitos no sistema endócrino, incluindo danos no eixo hipotalâmico-hipofisário (HPA), toxicidade gonadal e hipotireoidismo.[18]

A utilização de radioterapia na região do crânio e nasofaringe pode danificar as ações do HPA, causando, portanto insuficiência gonadal secundária.[18,19]

Estudos mostram que a utilização de radiação para tumores de cabeça e pescoço, evidenciou níveis modificados de hormônio luteinizante, hormônio folículo estimulante e fator inibidor de prolactina, levando a menstruações irregulares, testosterona baixa, libido reduzida e impotência sexual.[18]

Agentes alquilantes como a ciclofosfamida em doses alta combinada à idade avançada são fatores de risco para amenorreia relacionada à quimioterapia e menopausa precoce.[20]

Nos homens, o uso de agentes alquilantes ou radiação pode causar danos no epitélio germinativo do testículo. Doses cumulativas de ciclofosfamida estão associadas ao maior risco de infertilidade. Aqueles tratados com terapia de privação de androgênio para câncer de próstata apresentam sintomas de hipogonadismo, estes devem ser monitorados quanto à osteopenia ou osteoporose, por causa da perda óssea.[21]

Sistema pulmonar

Lesões pulmonares podem resultar do tratamento quimioterápico, radioterápico e infecções respiratórias recorrentes em pacientes imunossuprimidos, especialmente sobreviventes de transplante de medula óssea. Alguns dos efeitos tardios no sistema pulmonar são pneumonite e fibrose pulmonar.[16]

Os agentes alquilantes (principalmente bussulfano), nitrosoureias (como carmustina) e bleomicina estão associados à fibrose pulmonar.[16]

Danos pulmonares são mais prováveis depois de altas doses de radiação e maiores campos de tratamento, sendo o mais provável a fibrose pulmonar ou podendo levar a casos de doença pulmonar obstrutiva.[16]

Sistema neuromuscular

O tratamento oncológico pode resultar em diversos efeitos tardios neuromusculares. Neuropatias periféricas e centrais são os efeitos mais comuns no pós-tratamento. As neurotoxicidades geralmente se desenvolvem durante o tratamento ativo, porém, podem não ser totalmente reversíveis, dores e anormalidades podem persistir ao longo da vida.[22]

A neurotoxicidade periférica pode ser causada por quimioterápicos ou agentes biológicos como o interferon. Compostos de platina (cisplatina, carboplatina), alcaloides de vinca (vincristina, vinblastina) e antimitóticos (docetaxel paclitaxel) são alguns dos agentes causadores.[22,23]

O aumento da idade, dose cumulativa de droga, terapia combinada (especialmente *platinums* mais taxanos), taxa de infusão e, possivelmente, neuropatias preexistentes ou hereditárias são fatores de risco para a neurotoxicidade.[22,23]

O uso de opioides, anticonvulsivantes e antidepressivos tricíclicos, controla a dor e melhora a terapia física e ocupacional.[22]

Sistema linfático

O tratamento do câncer, neste caso cirurgia e radioterapia, podem danificar o sistema linfático, causando o acúmulo anormal de líquido rico em proteínas, o que leva a edema aparente, fibroses reativas, inflamação e dor.[23]

O linfedema é mais comum nos casos de radioterapia de mama ou dissecção axilar.[24,25]

Sobreviventes com queixas de peso, parestesia, dor no membro em questão, devem ser avaliados precocemente por um profissional qualificado. A terapia geralmente é por meio de massagem linfática, exercícios e manutenção.[25]

Dor

Os tratamentos com cirurgia e/ou radioterapia podem causar efeitos musculoesquelético tardios ocasionando dor. Cirurgias como mastectomia e toracotomia podem causa dor crônica. Além disso, dores relacionadas à cicatriz cirúrgica também são citadas com frequente irradiação.[22]

Dores com início tardio pode-se considerar a recorrência da doença. Além de impactar diretamente na qualidade de vida dos sobreviventes muitos podem experienciar sofrimento emocional relacionado à dor.[22]

Há indicações do uso de antidepressivos tricíclicos e outros (venlafaxina), gabapentina, analgésicos opioides e fisioterapia.[22]

Função cognitiva

Alterações da função cognitiva depois do tratamento de câncer ainda é um campo a ser muito explorado.[10]

Déficits cognitivos relacionados com o funcionamento executivo são mais observados, como memória verbal, velocidade no processamento de informações, atenção e aprendizado.[22,5]

O termo "*Chemo brain*" é utilizado para tais alterações relacionadas ao uso da quimioterapia e radiação, geralmente quando utilizado drogas em altas doses e radiação do cérebro.[1]

Estudos buscam a relação das drogas com as alterações cognitivas, bem como doses, alterações genéticas e manejos dos sobreviventes.

A *American Cancer Society* indica que para melhorar habilidades mentais e administrar o "*chemo brain* "o sobrevivente pode realizar:

- Planejamento (diário) de atividades.
- Manter os objetos em um só lugar, facilitando a localização.
- Concentrar-se em uma tarefa de cada vez.
- Exercitar o cérebro com aulas (idiomas, atualizadas etc.).
- Descansar o suficiente e ter um bom padrão de sono.
- Realizar atividade física regular.
- Alimentação rica em legumes e vegetais.
- Seguir uma rotina de tarefas e horários.
- Registrar os problemas de memória percebidos e a utilização de medicamentos.[1]

O uso da radioterapia pode levar ainda a sequelas mais profundas, efeitos depois de mais de 6 meses de tratamento que variam desde sintomas de lesão de substância branca (fadiga leve, perda de memória ou demência) até necrose focal com convulsão, efeitos neuroanatômicos e aumento da pressão intracraniana.[27]

Fadiga

A fadiga é prevalente na população de sobreviventes de câncer e frequentemente provoca alteração da funcionalidade e na qualidade de vida deste indivíduo.[28]

A *American Society of Clinical Oncology* recomenda que todos os pacientes com câncer sejam avaliados quanto à fadiga. Triagem, avaliação e educação regulares do tratamento adequado da fadiga são importantes na gestão do sintoma.[28]

As evidências indicam que as intervenções não farmacológicas como atividade física, intervenções psicossociais, práticas mente e corpo, podem reduzir a fadiga relacionada com o câncer no pós-tratamento.[28]

O tratamento farmacológico da fadiga se dá por psicoestimulantes e outros agentes de vigília, porém as evidências são limitadas quanto a utilização em sobreviventes.[28]

Vigilância

O risco de uma segunda neoplasia maligna subsequente é atribuído aos sobreviventes de susceptibilidade genética, ou seja, aqueles que possuem alterações genéticas que propiciam o câncer, exposição ambiental e efeitos mutagênicos relacionados ao tratamento oncológico.[29]

Quando relacionado com o tratamento, o câncer primário subsequente varia de acordo com o tipo de intensidade, agente quimioterápico e principalmente quando relacionado com o uso de radiação.[29]

A triagem com intuito de vigilância da recorrência do câncer é de extrema importância nos cuidados de sobrevivência. Geralmente, a vigilância é realizada pelo médico oncologista, porém, quando supervisionada pela equipe primária, é necessária e imprescindível a troca de informações entre as equipes e o compartilhamento da responsabilidade.[29]

Deve-se considerar a atualização do histórico familiar e a reavaliação do risco hereditário e genético em casos específicos. O NCCN disponibiliza *guidelines* de rastreamento específicos para os tipos de câncer.[29]

Psicossocial

Cada vez mais a equipe médica tem reconhecido que para muitos pacientes sua experiência do câncer não termina junto ao tratamento.[10]

O indivíduo que vivencia o câncer pode ter efeitos positivos em sua vida, incluindo relacionamentos, empoderamento, maior apreciação pela vida, senso de gratidão. Em contraponto ao experimentar o sofrimento psicológico depois do tratamento ativo pode se tornar uma experiência negativa.[10]

Os sobreviventes podem ter problemas persistentes o que geralmente afeta o bem-estar emocional. Os problemas podem ser do âmbito físico (dor, fadiga, disfunção sexual), psicológicos (autoestima, mudança de significado e propósito de vida, medo de recidiva), preocupações financeiras e sociais.

Estes indivíduos podem ter risco de sofrimento emocional/psicológico, além disso, precisam lidar com questões de cronicidades que afetarão diretamente seu bem-estar.[10]

O cuidado centrado nesta fase pós-tratamento pode auxiliar o paciente a lidar com esses problemas, além de incluir o acompanhamento e vigilância.[6]

Ansiedade e depressão

A *American Cancer Society* recomenda que todos os pacientes com câncer sejam avaliados quanto aos sintomas de ansiedade e depressão em toda sua trajetória do câncer, desde o diagnóstico ao pós-tratamento.[1,10]

A falha na identificação e tratamento da ansiedade e depressão aumenta o risco de má qualidade de vida, além de potencializar a morbidade relacionada com a doença e a mortalidade.[10]

O reconhecimento e o tratamento de sobreviventes que manifestam sintomas de ansiedade e depressão reduzem os custos na saúde.[10,29]

A avaliação deve ser realizada com a utilização de métodos validados e reconhecidos cientificamente, em exemplo é a *escala Hospital Anxiety and Depression Scale (HAD):* validada no Brasil com o nome de Escala de Ansiedade e Depressão, abrange 14 itens destinados a medir a ansiedade, depressão e *distress*.[30]

Outro exemplo específico para pacientes oncológicos é *o "Distress Thermometer"*, trata-se de uma ferramenta para a avaliação do *distress*.[30]

O termo *distress* é definido como uma experiência emocional desagradável, para o NCCN a avaliação permite caracterizar aspectos psicossociais do paciente oncológico.[29,30]

O acompanhamento psicológico trata-se de um manejo importante no tratamento dos sobreviventes, associações farmacológicas devem ser utilizadas quando necessário.[29,30]

Coordenação dos cuidados

A coordenação dos cuidados dos sobreviventes é um dos principais componentes no período pós-tratamento.[10]

O coordenador pode ser o prestador de cuidados primários ou o oncologista, este deve garantir que todas as necessidades do sobrevivente sejam atendidas. Independente do profissional identificado como coordenador, é fundamental que as informações sejam compartilhadas.[1,10]

Para que as informações sejam compartilhadas de forma eficaz e que o paciente tenha acesso e entendimento ao longo do seu tratamento foi desenvolvido e instituído o plano de cuidados ou plano de cuidados de sobrevivência. Este que deverá abordar questões desde o início do tratamento até possíveis efeitos tardios.[10]

O *Institute of Medicine* (IOM) descreve em seu relatório que o plano de cuidados deve ser um resumo personalizado do tratamento, contendo as seguintes informações:

- Possíveis efeitos tardios e de longo prazo.
- Informações sobre sinais de recorrência.
- Diretrizes para o acompanhamento do cuidado.
- Identificação de provedores.
- Recomendações de hábitos saudáveis.
- Identificação de recursos de suporte.

A ASCO promove o uso dos planos de cuidado para garantir a comunicação adequada entre os profissionais e a coordenação dos cuidados. Esse que inclui informações sobre o tratamento oncológico realizado, necessidade de futuras consultas, testes de vigilância e possíveis efeitos em longo prazo.[10]

Papel do enfermeiro no pós-tratamento

O enfermeiro oncologista tem um papel fundamental na sobrevivência do câncer, atuando no tratamento, educação de pacientes, familiares e cuidadores, manejo de efeitos tardios e na mediação e coordenação dos cuidados.[31]

Instituições americanas renomadas destacam o papel de um cuidado integral e multidisciplinar associado á figura do *Nurse Navigator* – Enfermeiro Navegador.[31,32]

O conceito de enfermeiro navegador surgiu em 1990, desenvolvido pelo médico americano Harold Freeman com o intuito de agilizar o diagnóstico e garantir a continuidade do tratamento de doentes crônicos.[33]

Em parceria com a ASCO surgiu a figura do *Oncology Nurse Navigator*, esse que é especialista na área de oncologia e capaz de identificar as demandas não só decorrentes do tratamento e doença, mas também demandas psicológicas, sociais e espirituais.[7,34]

É o enfermeiro navegador em oncologia que irá coordenar junto aos demais membros da equipe os cuidados do paciente, responsável por obter as informações que serão necessárias para o desenvolvimento do plano de cuidados.[34]

A *Oncology Nurse Society* (ONS) afirma que estes profissionais são essenciais para atender as demandas dos pacientes e seus cuidadores com base em evidências, custo efetivo e qualidade centrada ao paciente, podendo reduzir a morbidade e mortalidade, eliminando barreiras no cuidado e acesso ao tratamento em tempo oportuno.[34,35]

A navegação em sobreviventes é um conceito relativamente novo, porém pode melhorar a utilização dos cuidados apropriados de saúde por meio da educação e coordenação de cuidados, melhorando os resultados de saúde, qualidade de vida dos sobreviventes e impactando diretamente na crescente população de sobreviventes de câncer.[7,34,35]

Programa integrado pós-câncer *Survivorship*

O Centro de Oncologia e Hematologia Família Dayan-Daycoval do Hospital Israelita Albert Einstein lançou, em junho de 2018, o programa pioneiro no Brasil e na América Latina destinado a sobreviventes de câncer.

O programa destina-se a todos os pacientes que tiveram a experiência do câncer como forma de integrar àqueles que apresentam necessidades ao longo da jornada oncológica, possibilitando o atendimento logo depois do tratamento ou ainda aqueles que se encontram em seguimento. Os pacientes podem procurar pelo atendimento ou serem encaminhados pelo médico oncologista ou equipe multiprofissional.

O sobrevivente segue em acompanhamento com o oncologista e a equipe do *Survivorship* concomitantes, permitindo a integração dos cuidados.

A proposta deste modelo é de uma relação de parceria entre profissional da saúde e paciente com foco na pessoa no seu todo, acolhendo necessidades de ordem física ou psicossocial, incentivando a autonomia e o autocuidado por meio de uma equipe interdisciplinar.

A equipe do Programa Integrado Pós-Câncer – *Survivorship* conta com:

- Médico da medicina integrativa.
- Enfermeiro navegador.
- Nutricionista.

- Fisioterapeuta.
- Psicólogo.
- *Coach* em saúde.

Os atendimentos acontecem em cinco encontros com avaliação de todos os membros da equipe e seguimento com o *coach* em saúde. Ao final dos encontros as informações são compartilhadas com o oncologista titular do paciente e desenvolvido um plano de sobrevivência para seguimento.

Referências

1. American Cancer Society. https://www.cancer.org/
2. Jemal A, Vineis P, Bray F, Torre L, Forman D (Eds). The Cancer Atlas. 2ª ed. Atlanta, GA: American Cancer Society; 2014. Disponivel em: www.cancer.org/canceratlas.
3. Instituto Nacional do Câncer – http://www.inca.gov.br
4. Mullan F. Seansons of Survival Reflections of a Physician with câncer. N Engl S Med. 1985; 313:270-3.
5. https://www.canceradvocacy.org
6. What's in a Name: Who Is a Cancer Survivor? Renee Twombly; JNCI: Journal of the National Cancer Institute. 2004; 96(19):1414-5. https://doi.org/10.1093/jnci/96.19.1414.
7. https://www.cancer.gov/about-cancer/coping/survivorship.
8. NCCN Clinical Practice Guidelines in Oncology Version 2.2019 https://www.nccn.org/
9. "Building a Bridge of Continued Care for Cancer Survivors." Journal of Oncology Practice 2.2. 2006: 77-82. Print.
10. Denlinger CS, Carlson RW et al. Survivorship: Introduction and definition: Clinical Practice Guidelines in Oncology. J Natl Compr Canc Netw. 2014 january; 12(1):34-5.
11. Harrison SE, Watson EK, Ward AM et al. Primary health and supportive care needs of long-term cancer survivors: a questionnaire survey. J Clin Oncol. 2011; 29:2091-8.
12. Zucca AC, Boyes AW, Linden W, Girgis A. All's well that ends well? Quality of life and physical symptom clusters in long-term cancer survivors across cancer types. J Pain Symptom Manage. 2012; 43:720-31.
13. Parsons JT, Bova FJ, Fitzgerald CR et al. Radiation retinopathy after external-beam irradiation: Analysis of time-dose factors. Int J Radiat Oncol Biol Phys. 1994; 30(4):765-73.
14. Tweigeri T, Nabholtz JM, Mackey JR. Ocular toxicity and cancer chemotherapy. A review. Cancer. 1996; 78(7):1359-73.
15. Bokemeyer C, Berger CC, Hartmann JT et al. Analysis of risk factors for cisplatin-induced ototoxicity in patients with testicular cancer. Br J Cancer. 1998; 77(8):1355-62.
16. Carver JR, Shapiro CL, Ng A et al. American Society of Clinical Oncology clinical evidence review on the ongoing care of adult cancer survivors: cardiac and pulmonary late effects. J Clin Oncol. 2007; 1;25(25): 3991-4008.
17. Lenihan DJ, Cardinale DM. Late cardiac effects of cancer treatment. J Clin Oncol. 2012; 30: 3657-64.
18. Samaan NA, Vieto R, Schultz PN et al. Hypothalamic, pituitary and thyroid dysfunction after radiotherapy to the head and neck. Int J Radiat Oncol Biol Phys. 1982; 8(11):1857-67.
19. Rutter MM, Rose SR: Long-term endocrine sequelae of childhood cancer. Curr Opin Pediatr 2007; 19(4):480-7.
20. Stricker CT: Endocrine effects of breast cancer treatment. Semin Oncol Nurse. 2007; 23(1):55-70.
21. Lee SJ, Schover LR, Partridge AH et al. American Society of Clinical Oncology Recommendations for Fertility Preservation in Cancer Patients. J Clin Oncol. 2006; 24(18):2917-31.
22. Polomano RC, Farrar JT. Pain and neuropathy in cancer survivors. Surgery, radiation, and chemotherapy can cause pain; research could improve its detection and treatment. Am J Nurs. 2006; 106(3 Suppl):39-47.
23. Hershman DL, Lacchettic C et al. Prevention and management of chemotherapy-induced peripheral neuropathy in survivors of adult cancers: American Society of Clinical Oncology clinical practice guideline. J Clin Oncol. 2014 Jun 20; 32(18):1941-67.
24. Karakousis CP: Surgical procedures and lymphedema of the upper and lower extremity. J Surg Oncol. 2006;93(2):87-91.
25. National Lymphedema Network Medical Advisory Committee: Lymphedema Risk Reduction Practices: A Position Statement of the National Lymphedema Network. Available at: http://www.lymphnet.org/pdfDocs/nlnriskreduction.pdf.
26. Nail LM: Cognitive changes in cancer survivors. Cancer and cancer treatment often cause cognitive deficits, but no guidelines exist for screening or treatment. Am J Nurs. 2006; 106(3 suppl): 48-54.
27. Laack NN, Brown PD. Cognitive sequelae of brain radiation in adults. Semin Oncol. 2004; 31(5): 702-13.

28. Bower JE, Bak K et al. Screening, Assessment, and Management of Fatigue in Adult Survivors of Cancer: An American Society of Clinical Oncology Clinical Practice Guideline Adaptation. J Clin Oncol. 2014; 32:1840-50.
29. Carlson LE, Bultz BD. Cancer distress. screening: needs, models, and methods. Journal of Psychosomatic Research. 2003; 55:403-9.
30. Blanch-Hartigan D, Forsythe LP, Alfano CM et al. Provision and discussion of survivorship care plans among cancer survivors: Results of a nationally representative survey of oncologists and primary care physicians. J Clin Oncol. April 21, 2014.
31. https://www.cancer.gov/about-cancer/coping/survivorship.
32. Freeman HP, Rodriguez RL. History and principles of patient navigation. Cancer. 2011 [cited 2016 Aug 27]; 117(15 Suppl):3539-42. Available from: https://www.ncbi.nlm.nih.gov/pmc/articles/PMC4557777.
33. Nurse Navigator Core Competencies. An uptade to reflect the evolution of the role. Balleys K et al. Clinical Journal of Oncology Nursing. June 2018; 22(3).
34. Building a Bridge of Continued Care for Cancer Survivors. Journal of Oncology Practice 2.2 2006; 77-82. Print.
35. Frick, Kevin D et al. Relationship Between Quality of Comorbid Condition Care and Costs for Cancer Survivors. Journal of Oncology Practice 12.6 (2016): e734–e745. PMC. Web. 4 Apr. 2018.

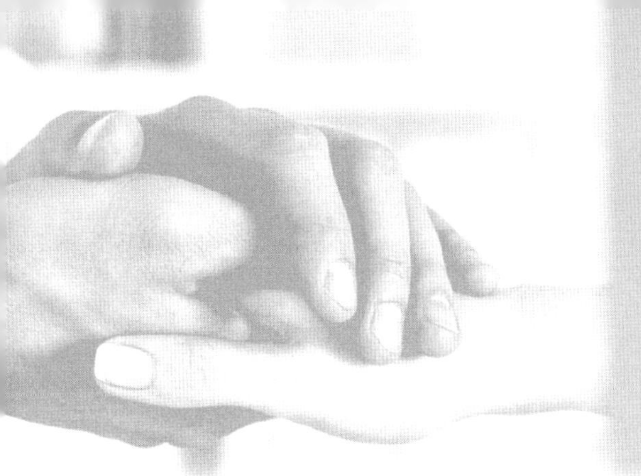

Capítulo 11

Élison de Souza Pereira da Silva

Práticas de Enfermagem na Genética do Câncer

Introdução

Com o objetivo de realizar o mapeamento dos genes humanos e determinar a sequência de nucleotídeos que os compõem, teve início no ano de 1990 o "Projeto Genoma Humano". A iniciativa surgiu nos Estados Unidos e contou com a colaboração de diversos países, entre eles o Brasil. Sua proposta incluía também a criação de um banco de dados com todas as informações genéticas encontradas, facilitando o acesso para os demais membros da comunidade científica, permitindo, assim, tratar ou prevenir grande número de doenças que afligem a humanidade.[1]

Essa importante pesquisa trouxe avanços científicos relacionados com um novo conceito na origem, diagnóstico e tratamento de doenças, o que repercutiu de forma significativa na área da saúde, criando demanda de conhecimento aos profissionais da área. A incorporação do conceito de genômica nas práticas de saúde faz parte dessa nova realidade, exercendo grande influência nos cuidados assistenciais.[2]

Com a implementação do chamado Sequenciamento de Nova Geração (NGS, da sigla em inglês para *Next Generation Sequencing*), houve um aumento exponencial da velocidade com que se pode sequenciar o material genético, e uma redução de mais de 10.000 vezes nos custos de sequenciamento.[19] Essa revolução tecnológica permitiu avanços notáveis no diagnóstico, prevenção e tratamento de muitas condições humanas. Em oncologia, por exemplo, por intermédio do estudo de algumas dezenas de genes em um indivíduo, é possível determinar se há um aumento no risco de certos tipos de câncer, quando comparado à população geral, o que permite uma medicina preventiva de precisão. Esse conhecimento permite não somente um diagnóstico mais preciso, poupando tempo e potencialmente reduzindo os custos de investigação, mas também permite o aconselhamento genético familiar, com benefícios imediatos aos familiares e consequentemente à sociedade.

O câncer é considerado uma das maiores causas de morte no mundo e é definido como uma doença genômica, surgindo como consequência de alterações cumulativas no material genético (DNA) de células normais, as quais sofrem transformações até se tornarem malignas.[3]

A Carcinogênese resulta de múltiplas etapas e pode envolver dezenas, até centenas, de genes, por meio de mutações genéticas, quebras ou perdas cromossômicas, amplificações genéticas, instabilidade genômica e mecanismos epigenéticos, sendo os principais grupos de genes envolvidos nesse processo: proto-oncogenes, genes supressores de tumor e genes relacionados com o reparo do DNA.[4]

A identificação dos genes envolvidos no câncer proporciona uma melhor compreensão acerca da doença, bem como contribui para novas formas de diagnosticá-lo mais precocemente, facilitando assim o seu tratamento.[5]

Predisposição hereditária ao câncer

O Instituto Nacional de Câncer (INCA) e o Ministério da Saúde (MS) estimam a ocorrência de cerca de 625 mil casos novos de câncer no Brasil em 2021.

Atualmente, estima-se que 5% a 10% dos cânceres no adulto estejam associados a mutações germinativas altamente penetrantes nos genes supressores de tumores ou de reparo de DNA.[20]

Independentemente de ser esporádico ou familiar, o câncer é uma doença genética em que as alterações no DNA levam a perda do controle da proliferação normal das células e/ou aquisição de vantagens seletivas em relação às demais células.[6]

Quando o câncer ocorre como parte de uma síndrome mendeliana de câncer hereditário, a mutação inicial ocorre nas células de linhagem germinativa, ou seja, óvulos ou espermatozoides. Na forma esporádica, as alterações genéticas ocorrem ao longo da vida de um indivíduo e acontecem nas células somáticas, ou seja, nas células diploides que formam os nossos tecidos ou órgãos, e se dividem por mitoses (Figura 11.1).[6]

Figura 11.1
Fases da carcinogênese em tumores esporádicos e fases da carcinogênese em tumores hereditários. O lado esquerdo da figura mostra as células normais ao nascimento e no decorrer da vida por meio da exposição ao meio ambiente ocorre o início do processo da carcinogênese (iniciação) e posterior promoção e progressão. O lado direito da figura mostra o início da carcinogênese já ao nascimento, onde indica que todas as células do organismo estão alteradas, no geral, por herdabilidade o que confere uma chance maior do indivíduo desenvolver câncer ao longo da vida.

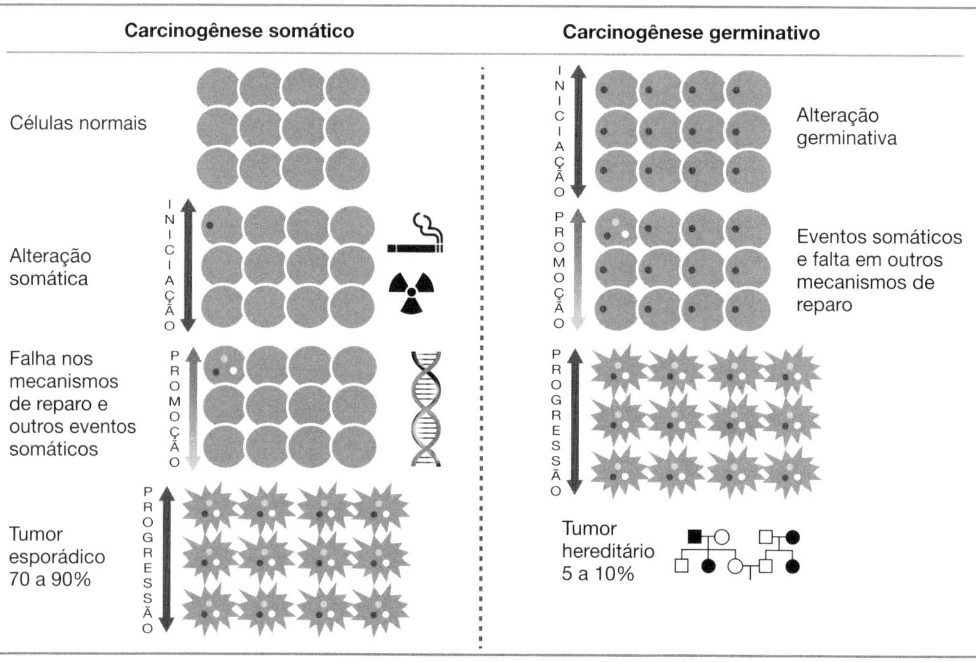

Os genes associados às síndromes de câncer hereditário tendem a pertencer mais frequentemente ou ao grupo dos genes supressores de tumores, que, quando alterados, não desempenham adequadamente seu papel regulador no crescimento celular, ou ao grupo de genes reparadores de erros no DNA. Mais raramente, as síndromes estão relacionadas à oncogenes associados ao câncer quando inadequadamente ativados.[7]

Para a detecção de indivíduos com predisposição hereditária ao câncer, inicialmente, é necessário à obtenção de uma anamnese detalhada, incluindo o histórico familiar de câncer. Frente às informações fornecidas o heredograma da família é construído para uma melhor visualização da ocorrência do câncer e a idade dos diagnósticos dos casos na família (Figura 11.2).[8]

Algumas características podem ser associadas ao câncer hereditário, tais como: idade precoce ao diagnóstico, multifocalidade ou bilateralidade, vários membros de uma mesma família com a mesma neoplasia ou neoplasias relacionadas, ou múltiplas gerações acometidas pelo câncer.[8]

Figura 11.2
Heredograma de uma família com suspeita de síndrome de câncer de mama e ovário hereditário. Probando (ponta de seta) atualmente com 35 anos diagnosticada com câncer de mama aos 34 anos. Sua mãe foi diagnosticada com câncer de mama aos 49, tia materna diagnosticada com câncer de ovário aos 59 anos (faleceu aos 60 anos) e seu avô materno teve câncer de próstata aos 53 anos (falecido aos 60 anos).

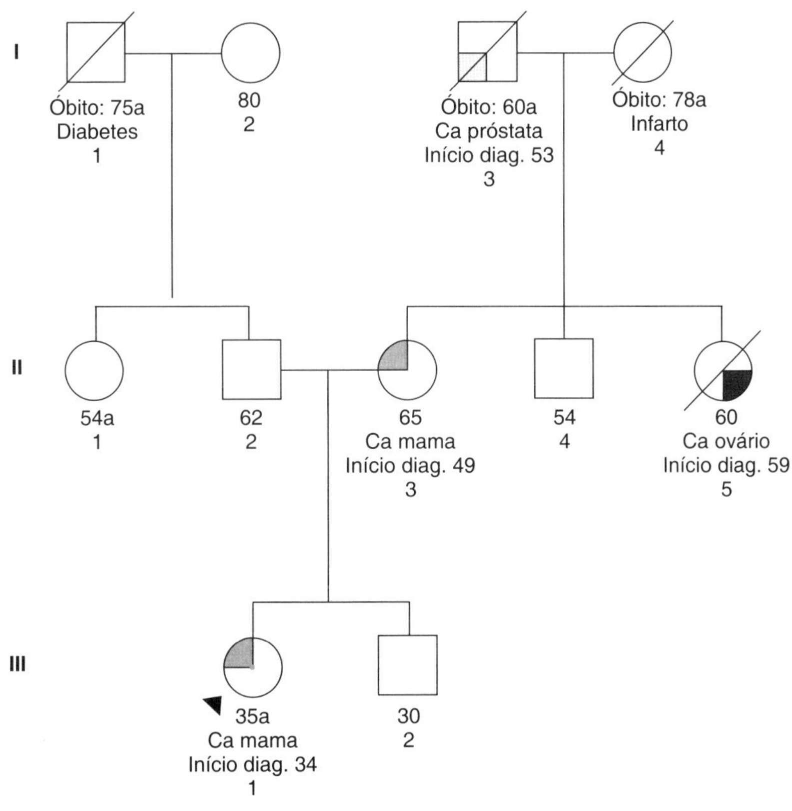

Papel do enfermeiro na genética e na genômica

Em meados da década de 1990, foram identificadas mutações em genes raros, que poderiam predispor seus portadores a um risco aumentado para neoplasias malignas.[9]

A Enfermagem em Genômica constitui-se em uma área em expansão e de suma importância para a prática assistencial que, inclusive, já possui documentos que respaldam a atuação do Enfermeiro geneticista no Brasil. Uma dessas publicações é o Parecer nº 032 de 2011, do Conselho Regional de Enfermagem do Estado de São Paulo (COREN-SP), que conclui que o enfermeiro poderá atuar na área de genética. Segundo o COREN-SP, os enfermeiros vêm incorporando esses conhecimentos em sua prática, tanto como conselheiros, quanto como educadores, atuando conforme determinam os protocolos institucionais.[10]

Outro respaldo legal para atuação do Enfermeiro na área da genética foi à publicação da Resolução do Conselho Federal de Enfermagem (COFEN) nº 468/2014, cujo conteúdo estabelece diretrizes para a atuação privativa do enfermeiro em aconselhamento genético, no âmbito da equipe de enfermagem.[11] O enfermeiro, dessa forma, poderá realizar o aconselhamento genético, com a finalidade de orientar as pessoas e seus familiares em todas as questões pertinentes a possíveis alterações diagnosticadas, em que serão abordadas as formas de prevenção e de tratamento.[1]

Mais recentemente foi publicado a Resolução do COFEN nº 581/2018 que reconhece a especialidade da Enfermagem em Genética e Genômica.

Os cuidados de saúde, com a utilização dos conhecimentos em genética, são aplicados nos atendimentos à população há cerca de 40 anos.[14] Em alguns países, como Estados Unidos da América, Canadá, Inglaterra e Japão, a delimitação das funções do enfermeiro nas consultas genéticas, como participante de uma equipe multiprofissional, já está bem definida. Esse profissional oferece serviços de qualidade com base em protocolos que levam em consideração questões éticas, legais e sociais.[1]

Com o intuito de cuidar da saúde da população e se dedicar à área de genética, tanto para profissionais, quanto para o público em geral, foi fundada em 1988 a Sociedade Internacional dos Enfermeiros Geneticistas (ISONG – Intenational Society of Nurses in Genetics) cujo objetivo era promover um desenvolvimento científico e profissional de seus membros, incentivando e divulgando descobertas relacionadas à genômica que contribuam para a melhoria da qualidade de vida das pessoas.[12] Em 1998, apresentou um documento que reflete as aplicações das habilidades profissionais e responsabilidades dos enfermeiros atuantes em genética e genômica ao redor do mundo[1]. Esse documento foi posteriormente aprovado pela Associação Americana de Enfermeiros (ANA – American Nurses Association), que é responsável por representar esses profissionais, proporcionando uma visão positiva e realista da enfermagem, enfatizando melhorias nos cuidados à saúde.[1]

Nessa ocasião, a Sociedade Americana de Oncologia Clínica propôs, pela primeira vez, recomendações para a realização de testes genéticos, que se tornaram parte do cuidado oncológico ministrado a clientes com neoplasias de mama, ovário, cólon, estômago, útero, tireoide e outros sítios primários.[13] A partir de então, indivíduos com história familiar desses e outros tumores têm procurado, ou são referidos, a serviços especializados de genética, com a finalidade de realizar avaliação de risco e testes genéticos, quando existe a probabilidade de serem encontradas mutações gênicas de predisposição ao câncer.[14]

À medida que o público tem maior acesso a informação sobre a importância da genética no desenvolvimento do câncer, enfermeiros que trabalham com pacientes oncológicos devem estar preparados para atender às novas demandas de cuidado.[14]

Várias sociedades de profissionais de enfermagem nas áreas de oncologia, genética e genômica têm publicado documentos determinando as funções do enfermeiro na avaliação de risco e no aconselhamento genético oncológico. Essas funções podem ser divididas em atividades clínicas (assistenciais), educacionais, organizacionais (consultor, coordenador e administrador), e de pesquisa.[15]

Aconselhamento genético em oncologia

O aconselhamento genético surgiu na literatura de enfermagem no início da década de 1960, enfatizando como principal responsabilidade dos enfermeiros, junto à equipe multiprofissional, o suporte psicossocial e o acompanhamento dos casos.[16] Tornou-se parte da linguagem sistematizada de enfermagem quando foi incluída na Classificação das Intervenções de Enfermagem *(Nursing Interventions Classification-NIC),* por meio do qual foi definido como um processo interativo de ajuda, focado na assistência ao indivíduo, família ou grupo, que apresenta ou tem risco para desenvolver, ou, ainda, transmitir um defeito congênito ou uma condição genética.[16] O aconselhamento genético é entendido como um processo que ajuda os pacientes a compreender e a se adaptar às implicações médicas, psicossociais e familiares das contribuições genéticas às doenças. É guiado por algumas premissas básicas, como a tomada de decisão informada, prática não diretiva e não coercitiva, beneficência e não maleficência, justiça, autonomia, proporcionalidade, proteção à privacidade, confidencialidade e atenção aos aspectos psicossociais, afetivos, socioeconômico e legais da informação médica.[6] Durante o processo de aconselhamento, também é oferecido apoio aos clientes, para que possam lidar com as implicações referentes aos possíveis resultados dos testes de predisposição ao câncer. Os indivíduos que realizam esses exames precisam receber as orientações necessárias para tomar decisões informadas sobre sua saúde e para consentir de forma voluntária e consciente, mediante a assinatura do termo de consentimento livre e esclarecido, antes de coletar o sangue para análises genéticas.[2,13,15,18]

Testes genéticos de predisposição hereditária ao câncer

Inúmeras são as técnicas para a detecção de alterações genéticas, desde as utilizadas como *screening* até o sequenciamento de nova geração. Um dos grandes problemas a serem superados, porém, é a imensa quantidade de dados gerados por estes sequenciamentos. Contudo, o aprimoramento de análises de bioinformática e a criação de alguns consórcios vêm auxiliando na interpretação destes resultados, permitindo aprofundar o conhecimento e as aplicações práticas das variações genéticas.[8]

O fornecimento de informações sobre os genes que causam a doença e a disponibilidade de testes moleculares que possam auxiliar no diagnóstico, com ênfase nas limitações, nas implicações, nos riscos e nos benefícios, é consequência natural durante o processo de orientação do paciente sobre a doença.[6]

Quando os clientes optam por realizar o teste genético, o enfermeiro necessita ampliar suas orientações e incluir em suas consultas tópicos que precisam ser considerados, tais como, suas motivações para a realização do teste, como irá trabalhar com o resultado obtido e seus padrões de comunicação com familiares.[18]

Considerações finais

Embora somente 5% a 10% dos tumores malignos sejam atribuídos a genes de predisposição hereditária ao câncer, a identificação dos indivíduos portadores desses tumores e de agrupamentos familiares de câncer tornou-se parte das práticas médicas preditivas e preventivas. A identificação desses indivíduos permite a intervenção precoce, com aconselhamento genético oncológico apropriado, educação, rastreamento intensivo, muitas vezes, adoção de medidas preventivas. A crescente disponibilidade de testes moleculares para diagnósticos preditivos ou pré-sintomáticos de síndrome de predisposição hereditária ao câncer acarreta numerosos dilemas éticos e sociais e requer o conhecimento dos profissionais de saúde sobre essas patologias.[6]

Agora, mais do que nunca, é fundamental que os enfermeiros possam se apropriar das competências essenciais em genética e genômica, fato que deixa de ser uma opção e passa a ser imprescindível ao exercício da enfermagem no século XXI. É preciso avançar e assumir papéis de liderança nas iniciativas voltadas para a integração dessas ciências ao cuidado oncológico, com foco no indivíduo e na sua família. Portanto, conclui-se que, o profissional de enfermagem pode atuar como referência para os demais membros da equipe de saúde, com potencial para aplicar seus conhecimentos na assistência, no ensino e na pesquisa oncológica, sob a ótica da genética e da genômica.[16]

Nesse capítulo do livro, optei por não abordar as inúmeras e crescentes alterações genéticas somáticas associadas a todos os tipos tumorais, certamente o tema renderia outro capítulo. É importante ressaltar que muitas alterações genéticas encontradas nas células somáticas, também, podem ser encontradas nas células germinativas e assim determinar terapêutica medicamentosa e ou cirúrgica oncológica individualizada. Estamos diante de um mar de informações em que devemos navegar cada vez mais.

Referências

1. Cardoso MCV, Cordeiro Júnior DA. Enfermagem em genômica: o aconselhamento genético nas práticas assistenciais. REME – Rev. Min Enferm. 2016; 20: e956. Disponível em: http://www.reme.org.br/artigo/detalhes/1090 DOI: 10.5935/1415-2762.20160025
2. Jenkins J, Lea D. Nursing care in the Genomic era: a case based approach. Resenha de Flória-Santos M, Nascimento LC. Texto Contexto Enferm. 2005; 14(4):616-8. Disponível em: http://www.scielo. br/scielo. php?script=sci_arttext&pid=S0104-07072005000400020.
3. Jorde LB, Carey JC, Bamshad MJ, White RL. Genética médica. 2ª ed. Rio de Janeiro: Guanabara Koogan; 2000.
4. Rocha JCC, Silva SN. Oncogenética. In: Coelho FRG, Kowalski LP. Bases da oncologia. 2ª ed. São Paulo: TECMEDD; 2003: p. 423-32.
5. Garnis C, Buys TPH, Lam WL. Genetic alteration and gene expression modulation during cancer progression. Mol cancer 2004; 3(9): 3-9. Disponível em: https://www.ncbi.nlm.nih.gov/pmc/articles/PMC408463/
6. Lima FT, Achatz MIW, Cerutti JM. Aconselhamento genético nas síndromes de predisposição hereditária ao câncer. In: D Brunoni, Perez ABA. Guias de Medicina Ambulatorial e Hospitalar – Genética Médica. Barueri: Manole; 2013. P. 768-836.
7. Alvarenga M, Cotta AC, Dufloth RM, Schmitt FCL. Contribuição do patologista cirúrgico para o diagnóstico das síndromes do câncer hereditário e avaliação dos tratamentos cirúrgicos profiláticos. Jornal Brasileiro de Patologia e Medicina Laboratorial 2003 abr; 39(2): 168.
8. Encinas G, Mazzotti TKF, Nagai MA. Alterações genéticas no câncer. In: Saito RF, Lana MVG, Medrano RFV, Chammas R. Fundamentos de oncologia molecular. São Paulo: Atheneu; 2015. P. 86-95.
9. Lindor NM, McMaster ML, Lindor CJ, Greene MH. Concise handbook of familial cancer susceptibility syndromes – second edition. J Natl Cancer Inst Monogr. 2008 Jul; 38):1-93. Disponível em: https://academic.oup.com/jncimono/article/2008/38/3/917038
10. Conselho Regional de Enfermagem do Estado de São Paulo. Parecer COREN-SP GAB n° 032/2011. Atuação do enfermeiro na área de genética. São Paulo; 2011. Disponível em: https://inter.corensp.gov.br/sites/default/files/032_2011_genetica.pdf.
11. Conselho Federal de Enfermagem. Resolução COFEN 468/2014. Estabelece diretrizes para a atuação privativa do enfermeiro em aconselhamento genético, no âmbito da equipe de enfermagem, de acordo com seu nível de competência. Brasília: COFEN; 2014. Disponível em: http://www.cofen.

gov.br/wp-content/uploads/2015/01/RESOLUCAO-COFEN-No-0468-2014-ANEXO-ACONSELHAMENTO-GENETICO.pdf

12. Conselho Federal de Enfermagem. Resolução COFEN 581/2018. Atualiza, no âmbito do Sistema Cofen/Conselhos Regionais de Enfermagem, os procedimentos para Registro de Títulos de Pós-Graduação Lato e Stricto Sensu concebido a Enfermeiros e aprova a lista das especialidades. Brasília: COFEN; 2018. Disponível em: http://www.cofen.gov.br/resolucao-cofen-no-581-2018_64383.html
13. Robson ME, Storm CD, Weitzel J, Wollins DS, Offit K. American Society of Clinical Oncology policy statement update: genetic and genomic testing for cancer susceptibility. J Clin Oncol. 2010 Jun; 28(5):893-901. Disponível em: http://ascopubs.org/doi/abs/10.1200/JCO.2009.27.0660?url_ver=Z39.88-2003&rfr_id=ori:rid:crossref.org&rfr_dat=cr_pub%3dpubmed
14. Calzone KA, Cashion A, Feetham S, Jenkins J, Prows CA, Williams JK, et al. Nurses transforming health care using genetics and genomics. Nurs Outlook. 2010 Jan; 58(1):26-35. Disponível em: https://www.ncbi.nlm.nih.gov/pmc/articles/PMC2835985/
15. Jenkins J. Essential genetic and genomic nursing competencies for the oncology nurse. Semin Oncol Nurs. 2011 Feb; 27(1): 64-71. Disponível em: https://www.ncbi.nlm.nih.gov/pmc/articles/PMC3059123/
16. Flória-Santos M, Santos EMM, Nascimento LC, Silva GP, Ferreira BR, Miranda DO, et al. Atuação do enfermeiro em oncologia na perspectiva da genética e genômica. 2013. Disponível em: http://www.scielo.br/scielo.php?script=sci_arttext&pid=S0104-07072013000200031
17. Jenkins JF, Lea DH. Nursing care in the genomic era: a case-based approach. Sudbury, Mass: Jones and Bartlett Publishers; 2005. Disponível em: http://www.scielo.br/scielo.php?script=sci_arttext&pid=S0104-07072005000400020
18. Bancroft EK. Genetic testing for cancer predisposition and implications for nursing practice: narrative review. J Adv Nurs. 2010 Apr; 66(4):710-37. Disponível em: https://www.ncbi.nlm.nih.gov/pubmed/20423360
19. LAPPALAINEN, Tuuli e colab. Genomic Analysis in the Age of Human Genome Sequencing. Cell, v. 177, n. 1, p. 70–84, 2019.
20. Ashton-Prolla P, Vargas FR. Prevalence and impact of founder mutations in hereditary breast cancer in Latin America. Scielo. Ribeirão Preto: 2014 [cited 2020 dec 10]. Available from: http://www.scielo.br/pdf/gmb/v37n1s1/v37n1s1a09.pdf

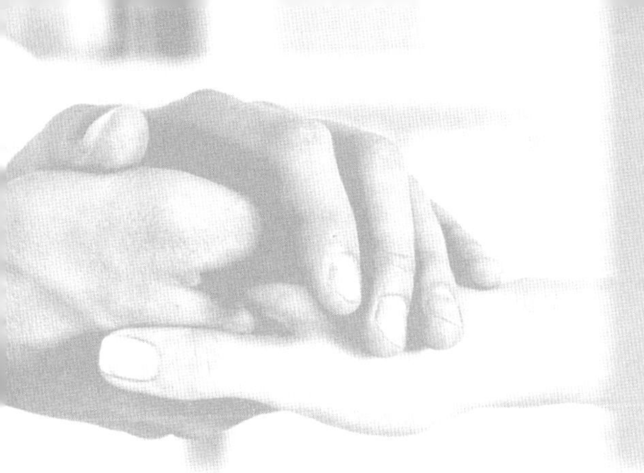

Capítulo 12

Mahyra Medeiros Vieira

Daniela de Oliveira e Carvalho

Atuação do Enfermeiro no Processo do Cuidar: Práticas Avançadas

Introdução

Sabe-se que o câncer representa um problema de saúde pública mundial, e no Brasil é a segunda maior causa de mortes por doença. Diante deste cenário e da era de incertezas que vivemos atualmente, a despeito da complexa situação econômica, política, social e ambiental, é preciso estarmos preparados para superar novos desafios, buscar inovações que garantam a formação de recursos humanos altamente qualificados e que acompanhem os avanços crescentes dentro do processo organizacional da saúde em oncologia. Dentro das variadas modalidades terapêuticas disponíveis na oncologia, dos avanços tecnológicos e utilização das redes socioculturais, além de profissionais críticos, reflexivos e com amplo conhecimento técnico-científico, por meio da prática com base em evidências é preciso empatia, humanização e prática clínica resolutiva, para garantir um diferencial de excelência com soluções práticas, criativas e eficazes.[1,2]

Nesta direção crescente em adotar práticas com capacidade de transformar sistemas de saúde e solucionar os problemas decorrentes das necessidades das populações, em especial as com condições crônicas como na oncologia, destaca-se o conceito do International Council of Nurses (ICN) para a prática avançada de enfermagem: " Prática Avançada de Enfermagem pressupõe que os enfermeiros incluam na sua carreira, por meio de formação adicional, conhecimento especializado (*expertise*), habilidades e competências clínicas avançadas para a tomada de decisão em situações complexas nos diversos cenários de prática, cujas características são definidas pelo contexto e/ou país no qual está credenciado para praticar[3].

O diploma de mestrado é recomendado para obter este nível de formação, além de um sistema formal de credenciamento relacionado com as qualificações educacionais, sendo importante mencionar que não há evidências de que a experiência do enfermeiro se sobressaia à formação e deva fazer parte dos pré-requisitos para se tornar um Enfermeiro de Práticas Avançadas".[4]

Histórico

Há uma série de razões que podem explicar o desenvolvimento de papéis avançados para enfermeiros em todo o mundo, que certamente variaram de acordo com as características dos países. Na maior parte dos casos, a necessidade do desenvolvimento de práticas avançadas para a enfermagem ocorreu em cenários de recessão, com a necessidade de se diminuir os gastos com a saúde e responder à crescente demanda por atendimento médico.[5]

No entanto, há um crescente interesse no desenvolvimento da Enfermagem de Prática Avançada (EPA), motivado, além das razões citadas anteriormente, pela mudança no perfil epidemiológico mundial, com o envelhecimento populacional, aumento no número de doenças crônicas, que demandam longo tempo de cuidados, além da necessidade de melhorar as perspectivas de carreira para os enfermeiros.[5]

A EPA teve início no Canadá e Estados Unidos da América em meados da década de 1940, para oferecer cuidados primários às populações carentes moradoras de áreas rurais de difícil acesso e pouco atendidos pelos médicos. Posteriormente foi implantada na Inglaterra, Austrália, Espanha, Irlanda, Nova Zelândia, Portugal, China entre outros países. Entretanto, o papel da EPA no Brasil e países da região da América Latina ainda não foi bem estabelecido e/ou reconhecido.[6–8]

O primeiro documento que descreveu as competências dos enfermeiros de práticas avançadas foi publicado em 2007, pela Oncology Nursing Society. Devido ao constante e progressivo desenvolvimento desta prática, em dezembro de 2017, houve um encontro que promoveu a discussão e atualização destas competências. O encontro culminou com a publicação de Mackey et al., em 2018.[9,10]

No Brasil, atualmente o maior campo de desenvolvimento e atuação da EPA está ainda focado no contexto da Atenção Primária à Saúde. Em 2016, foi criada a Comissão de Práticas Avançadas em Enfermagem (Portaria do Cofen, nº 379 de 11 de março de 2016), a qual abre a discussão do tema e desenvolve debates na corporação de enfermagem, com as seguintes atividades propostas.[11,12]

> [...] – Pesquisa bibliográfica sobre o estado da arte da Enfermagem de Práticas Avançada na literatura nacional e internacional; – Estudo sobre Práticas Avançadas em Enfermagem em países selecionados (Portugal, Inglaterra, Espanha e Canadá); – Realização de uma mesa redonda sobre Práticas Avançadas em Enfermagem no 19º Congresso Brasileiro dos Conselhos de Enfermagem (CBCENF); – Elaboração de um artigo científico sobre Práticas Avançadas em Enfermagem (em construção); – Levantamento sobre as competências/práticas na Lei do Exercício de Enfermagem, nas Resoluções do Conselho Federal de Enfermagem e nos documentos e publicações do Ministério da Saúde; – Mapeamento dos protocolos de enfermagem na atenção primária à saúde; – Levantamento de currículos de enfermagem, no intuito de realizar um diagnóstico da formação de enfermeiros no Brasil; – Proposta de uma pesquisa para identificação de Práticas Avançadas em Enfermagem na Atenção Primária à Saúde no país. [...]
>
> *Conselho Federal de Enfermagem, 2017*

Diante do exposto, entende-se que no Brasil, a EPA ainda não tem regulamentação e/ou definição de competências. Para sua definitiva implementação, são necessárias mudanças na legislação e na regulação da categoria profissional do enfermeiro(a), para transformar e aprimorar os cenários da prática profissional. Estratégias devem ser adotadas, como o desenvolvimento de políticas que fortaleçam a categoria profissional, políticas de legislação, regulação, normatização e remuneração, além de cursos que promovam formação adequada para os enfermeiros de prática avançada. Outro ponto relevante do desenvolvimento da EPA no Brasil, é o incentivo à discussão constante em relação às evidências dos resultados obtidos na assistência, que envolve a qualidade, segurança e satisfação do paciente em relação aos cuidados prestados pela EPA.[2,11–13]

Apesar da EPA estar mais presente e bem estabelecida nos países desenvolvidos, como Estados Unidos, Canadá e Reino Unido, por exemplo, é cada vez maior o interesse da introdução da EPA em países de média ou baixa renda. Os motivos que levam a esta realidade têm como base o fato de que a implementação da EPA é vista como fundamental para o fortalecimento da força de trabalho em saúde, principalmente no que diz respeito à melhoria da qualidade na assistência e diminuição dos custos de saúde. Estudos recentes apontam altos índices de satisfação dos usuários submetidos aos cuidados prestados por enfermeiros de prática avançada, com resultados tão bons ou até mesmo melhores quando comparados aos mesmos cuidados realizados por médicos.[6,7,14]

A EPA é sem dúvida um instrumento de inovação, uma vez que possibilita a melhoria dos processos de prevenção, promoção, recuperação e reabilitação da saúde humana, contribuindo para a qualificação das práticas assistenciais mais eficazes e com menor custo à população, ao passo que propicia o aumento do escopo de atuação dos enfermeiros.[14]

O papel do enfermeiro de prática avançada

O ICN acredita que os enfermeiros de prática avançada devem ter formação profissional em nível avançado, por meio de programas de pós-graduação reconhecidos para essa função, como o mestrado, de preferência, além de obter licença e registro de órgãos competentes de fiscalização da prática profissional.[3,15]

A EPA atua nas áreas de prática assistencial, pesquisa, educação e gestão. Nessa esfera, é fundamental que o envolvido apresente elevado grau de conhecimento atualizado e autonomia profissional, competência para tomada de decisões rápidas e assertivas.

Além disso, a EPA deve desenvolver as competências necessárias para realizar uma avaliação complexa dos pacientes, detalhar o histórico familiar e abordar além de questões clínicas, aquelas relacionadas ao bem-estar geral e fatores psicológicos e psicossociais. No processo de avaliação do paciente, a EPA deve reconhecer precocemente possíveis fatores de risco ou agravos relacionados com o tratamento proposto e implementar ações preventivas.[16]

Outras atividades que fazem parte do escopo profissional da EPA são: diagnosticar e interpretar testes diagnósticos, prescrever produtos farmacêuticos e procedimentos específicos dentro do seu âmbito de conhecimento e respaldo legal (para isso, sendo necessário profundo conhecimento sobre farmacologia). Também é papel da EPA solicitar exames e dispositivos, coordenar tratamentos e saber o momento de referenciar para outros profissionais quando o problema ultrapassar seu escopo de práticas. Assim, a EPA é a responsável pela avaliação e implementação de programas de melhoria, planejamento da equipe, desenvolvimento de diretrizes e protocolos clínico.[2,3,7,8,17]

O enfermeiro de prática avançada deve estar apto a analisar, interpretar e aplicar a teoria e a pesquisa em enfermagem, colaborando assim para o desenvolvimento profissional da área e das práticas com base em evidências científicas e, enfim, oferecer cuidados de saúde efetivos e eficientes para atender as necessidades de saúde de indivíduos, famílias e populações com alto grau de autonomia em determinada área de especialidade. Por fim, é responsabilidade da EPA garantir autonomia aos pacientes, incentivando a tomada de decisões assertivas e compartilhadas, sempre com base em evidências.[2,3,7-9,17]

Diante deste contexto, é fundamental que as políticas e órgãos reguladores da EPA garantam que o profissional tenha o direito de diagnosticar e prescrever medicamentos e tratamentos, além do respaldo para o desenvolvimento de todas as atuações citadas anteriormente, sendo assim o título de enfermeiro de prática avançada reconhecido legalmente é imperativo.[3,11,12]

Vale ressaltar que para o sucesso da sua implantação e garantia de seus benefícios, é de extrema importância o reconhecimento e valorização desta categoria profissional pela sua liderança, equipe de saúde e usuários, além do fundamental envolvimento da categoria médica, já que o enfermeiro de prática avançada assume alguns papéis tradicionais executados comumente por médicos.[2,7,14]

Aspectos facilitadores e desafios na implantação das práticas avançadas de enfermagem no Brasil

Em 2014, A Organização Pan-Americana de Saúde (OPAS) apresentou um plano estratégico visando alcançar a cobertura universal de saúde pela população, identificando que para este fim, os sistemas de saúde deveriam ser eficientes, compostos por força de trabalho adequada, principalmente no contexto da Atenção Primária à Saúde. Esse plano contou com quatro linhas estratégicas, sendo que o desenvolvimento da EPA foi considerado uma ferramenta muito importante para se alcançar o desenvolvimento destes objetivos.[18]

No contexto atual, tendo em vista a relevância do desenvolvimento da EPA, algumas estratégias devem ser implementadas principalmente dentro das instituições formadoras, com foco na ampliação de abordagem do conteúdo em áreas críticas que englobem a prática avançada em saúde pública. Devem ser abrangidas nestas estratégias as doenças crônicas, levando-se em conta o envelhecimento global da população, a epidemiologia, a bioestatística, a capacidade de pensamento crítico e sistêmico, noções de informática, comunicação e políticas em saúde, além de genômica, modelos teóricos de enfermagem, gestão e liderança.[2,3,8,11,17]

Além disso, é essencial a atuação de um corpo docente com nível de excelência e amplos conhecimentos com bases em evidências científicas robustas para formação em EPA visando alcançar as atividades clínicas recomendadas pelo ICN, como autonomia para prescrever medicamentos, solicitar exames médicos e dispositivos, indicar tratamentos médicos, referenciar e contrarrefenciar usuários, além de realizar diagnósticos diferenciais e estadiamento de doenças. Lembrando que tais atividades devem ser normatizadas e respaldadas pela legislação local vigente dentro do seu âmbito de aplicação legal.[2,3,8,11,17]

A literatura também considera importante a criação, desenvolvimento e incentivo de programas semelhantes a *fellowships*, nos quais, por meio de bolsa de estudos a nova EPA possa desenvolver as habilidades e conhecimento específicos na sua área de atuação. A presença de um preceptor experiente é de extrema importância no desenvolvimento do novo processo complexo de cuidar.[15,19]

Além da defasagem na formação profissional sólida e escassez de corpo docente com prática clínica para formação em EPA, destacam-se ainda como desafios: a regulamentação profissional, a escassez de recursos humanos qualificados em saúde e a escassez de evidências na literatura de enfermagem que sustentem esta prática. Além disso, são também escassos os recursos financeiros e/ou incentivos à pesquisa na área.[2,6–8,14]

Outro entrave ao desenvolvimento da EPA é a dificuldade na distinção dos papéis dos enfermeiros nos locais de trabalho e o reconhecimento do novo escopo de trabalho por parte da equipe multidisciplinar e por parte do paciente, além da resistência de profissionais, especialmente a classe médica e falta de clareza dos profissionais de enfermagem sobre o significado de EPA.[2,6–8,14]

Dentre os aspectos facilitadores destacam-se: sistemas de pós-graduação em enfermagem bem estabelecidos, expansão dos programas de residências em enfermagem, apoio das organizações profissionais da enfermagem, políticas de estímulo da Coordenação de Aperfeiçoamento de Pessoal de Nível Superior

(CAPES) para mestrado profissional e a mobilização da Organização Pan Americana da Saúde (OPAS) para formação capacitada de recursos humanos em enfermagem de prática avançada.[7,8,11,12,20]

Grandes benefícios são esperados com a implantação da EPA, como ampliação da resolutividade respaldada pelo conhecimento científico, elaboração de modelos organizacionais estruturados e fundamentados em políticas e ciências sociais e comportamentais adequados a realidade da população, acarretando maior adesão a comportamentos saudáveis e incentivo a prevenção de doenças. Essas estratégias visam redução da demanda nos serviços de saúde, com consequente redução de custos e do tempo de espera para atendimento, redução de internações desnecessárias/readmissões e maior satisfação do usuário. Além de proporcionar melhor qualidade do cuidado e melhor qualidade de vida.[2,6,14,17]

Práticas avançadas em enfermagem e a oncologia

A Oncologia é um campo vasto pelo qual a EPA tem potencial para se desenvolver. Um dos motivos para essa afirmação, leva em consideração o câncer como uma doença crônica, em que graças à detecção precoce e aos avanços nos tratamentos, o número de sobreviventes tem aumentado consideravelmente.[21]

À medida que há o aumento no número dos sobreviventes do câncer, existe também a demanda por melhores condições de tratamento nos ambientes de cuidados a estes pacientes. Desta forma, os enfermeiros de prática avançada devem se preparar para estar à frente dos cuidados desta população, assim, devem estar aptos a criar mecanismos inovadores de sobrevivência a seus pacientes.[13]

As práticas avançadas em enfermagem na oncologia estão presentes em uma vasta gama de funções dos enfermeiros, que podem atuar como educadores altamente qualificados em oncologia, prestadores de serviços e enfermeiros navegadores em oncologia, sendo que estes últimos têm suas diretrizes de trabalho bem definidas.[13]

De acordo com a Oncology Nursing Society (ONS), pode-se compreender como enfermeiro navegador em oncologia, o profissional que apresenta em seu escopo de trabalho funções de práticas avançadas, fornece assistência individualizada ao cliente e o possibilita ultrapassar possíveis barreiras encontradas nos sistemas de saúde. Além disso, deve apresentar conhecimento e habilidades avançados na área de atuação. Ainda conforme a ONS, outras competências necessárias ao enfermeiro navegador em oncologia são: conhecimento de estratégias e recursos de autocuidado, fortes habilidades de pensamento crítico e de liderança, habilidades avançadas de comunicação verbal e escrita, habilidades organizacionais e de trabalho em equipe, dentre outros.[22]

A história e os benefícios da união das práticas avançadas em enfermagem e a oncologia

Historicamente, em nível mundial, nos últimos 30 anos uma pequena parcela da EPA tem-se dedicado aos cuidados em oncologia.[21] Os primeiros registros da atuação de EPA em oncologia datam da década de 1990, no que diz respeito aos cuidados paliativos. Entretanto, atualmente, a EPA atuam em diversos outros universos do paciente com câncer, sendo uma de suas funções principais, a gestão de efeitos colaterais relacionados com o tratamento oncológico. A atuação da EPA no manejo de efeitos colaterais tem trazido diversos benefícios aos pacientes em tratamento para o câncer, entre eles, o menor número de hospitalizações e visitas aos pronto atendimentos, e consequentemente, queda no número de complicações agudas secundárias ao atendimento nestes serviços.[20,23]

Além disso, outros benefícios atingidos com a presença dos enfermeiros de prática avançada na oncologia foram menores taxas de necessidade de interrupção do tratamento ou reajustes de doses dos quimioterápicos, uso mais eficiente dos serviços de atenção à desospitalização, como o *Home Care*, além de promover acesso aos demais membros da equipe multiprofissional de acordo com as necessidades individuais dos pacientes.[20,23]

Como o enfermeiro de prática avançada em oncologia apresenta formação avançada em enfermagem e amplo conhecimento nesta área de atuação, este profissional tem condições de desenvolver planos específicos de cuidados ao paciente oncológico, promover avaliação diagnóstica e diagnósticos diferenciais em oncologia. Ou seja, o enfermeiro de prática avançada tem a reponsabilidade de oferecer cuidados de alto padrão aos pacientes oncológicos, em qualquer momento do diagnóstico, tratamento ou no pós-alta.[20,24]

Referências

1. Instituto Nacional de Câncer José Alencar Gomes da Silva. Estimativa 2018: incidência de câncer no Brasil/Instituto Nacional de Câncer José Alencar Gomes da Silva. Coordenação de Prevenção e Vigilância. Rio de Janeiro: INCA, 2017.
2. Zanetti M. Advanced nursing practice: strategies for training and knowledge building. Rev Latino-Am Enf. 2015; 23(5):779–80. Disponível em: http://www.scielo.br/pdf/rlae/v23n5/0104-1169-rlae-23-05-00779.pdf. Acessado em: 20/09/2018.
3. International Council of Nurses, ICN, CIE. Nurse Practitioner/Advanced Practice Nursing Network Country Profiles. ICN. 2014. Disponível em: http://international.aanp.org/content/docs/countryprofiles2014.pdf . Acesso em: 15/09/2018.
4. International Council of Nurses, ICN. Guidelines on Advanced Practice Nursing. 2020. Disponível em: ICN_APN Report_EN_WEB.pdf. Acesso em: 05/12/2020.
5. Delamaire M, Lafortune G. Nurses in Advanced Roles: A Description and Evaluation of Experiences in 12 Developed Countries. OECD Health Working Papers. 2010; 54(1-106). Disponível em: https://www.oecd-ilibrary.org/docserver/5kmbrcfms5g7en.pdf. Acesso em: 10/10/2018.
6. Bergman K, Perched U, Eriksson I, Lindblad U, Fagerstrom L. Patients' satisfaction with the care offered by advanced practice nurses: a new role in Swedish primary care. Int J Nurs Pract. 2013;19: 326-33. Disponível em: http://onlinelibrary.wiley.com/doi/10.1111/ijn.12072/epdf. Acesso em: 01/10/2018.
7. Cassiani, SHD, Zug KE. Promovendo o papel da prática avançada de enfermagem na America Latina. Revista Brasileira de Enfermagem, Brasília. set./out. 2014; 67(5)675-676. Disponível em: http://www.scielo.br/pdf/reben/v67n5/pt_0034-7167-reben-67-05-0677.pdf. Acesso em: 10/10/2018
8. Zug KE, Cassiani SHB, Pulcini J, Bassalobre Garcia A, Aguirre-Boza F, Park J. Advanced practice nursing in Latin America and the Caribbean: Regulation, education, and practice. Rev. Latino-Am. Enfermagem. 2016; 24:e2807. Disponível em: http://dx.doi.org/10.1590/1518-8345.1615.2807. Acessado em:20/09/2018.
9. Coombs LA, Noonan K, Diane Barber F, Mackey H, Peterson ME, Turner T, LeFebvre KB. Oncology nurse practitioner competencies: defining best practices in the oncology setting. Clin J Oncol Nurs. 2020 Jun 1;24(3):296-304.
10. Mackey, H., Noonan, K., Kennedy Sheldon, L., Singer, M., & Turner, T. (2018). Oncology nurse practitioner role: recommendations from the oncology nursing society's nurse practitioner summit. Clinical Journal of Oncology Nursing, 22(5), 516–521.
11. Conselho Federal De Enfermagem. Cofen discute práticas avançadas de Enfermagem na OPAS. 2015. Disponível em: http://www.cofen.gov.br/cofen-discute-praticas-avancadas-de-enfermagem-na-opas_35458.html. Acesso em: 20 set. 2018.
12. Conselho Federal De Enfermagem. Enfermagem pactua implementação de práticas avançadas no Brasil. 2016. Disponível em: http://www.cofen.gov.br/enfermagem-pactua-implementacao-de-praticas-avancadas-no-brasil_40163.html. Acesso em: 5 mar. 2017.
13. Corcoran S, Dunne M, McCabe MS. The role of advanced practice nurses in cancer survivorship care. Seminars in Oncology Nursing. 2015; 31(4): 338-347.
14. Bodenheimer T, Bauer L. Rethinking the primary care workforce: an expanded role for nurses. N Engl J Med. 2016; 375(11):1015-7. Disponível em: http://www.nejm.org/doi/pdf/10.1056/NEJMp1606869. Acesso em: 07/10/2018
15. Thomassen, Amber. Fellowship programs: reflections of an advanced practice nurse fellow. Clinical journal of oncology nursing. 2018; 22: 383-383.
16. Stahlke Wall S, Rawson K. The nurse practitioner role in oncology: advancing patient care. Oncol Nurs Forum. 2016;43(4):489-96.

17. Toso B. Práticas Avançadas de Enfermagem na Atenção Primária à Saúde: estratégias para implantação no Brasil. Enferm Foco. 2016;30(7):36-40. Disponível em: http://revista.portalcofen.gov.br/index.php/enfermagem/article/viewFile/913/343. Acesso em: 02/10/2018.
18. Organização Pan-Americana de Saúde, OPAS. Estratégia para cobertura universal de saúde. CE 154/12. In: 154ª Sessão do Comitê Executivo [Internet]. 2014, Jun 16-20; Washington. EUA [cited 2017 Jun 17]. Available from: http://www.paho.org/bra/images/stories/Documentos2/ce154%20tema%204%203%20verso%207%20ago.pdf?ua=1
19. Nolan TS, Hatfield R, Browning KK, Kue J, Klemanski DL. Survivorship fellowship: evaluation and evolution of a program for advanced practice providers. Clin J Oncol Nurs. 2019 Dec 1;23(6):575-578.
20. Blakely K, Cope DG. Establishing an advanced practice nursing clinic in the cancer setting. Seminars in Oncology Nursing. 2015; 3(4):282-289.
21. De Santis CE, Lin CC, Mariotto AB, et al. Cancer treatment and survivorship statistics. CA Cancer J Clin. 2014; 64(4): 252-271.
22. Oncology Nursing Society. Oncology nurse navigator core competencies. Pittsburgh; 2017. Disponível em: https://dev-www.ons.org/sites/default/files/201705/2017_Oncology_Nurse_Navigator_Competencies.pdf. Acesso em: 01/10/2018.
23. Lukosius DB, Misener RM. Advanced practice nursing: an essential component of country level human resources for health. The International Council of Nurses (ICN) policy brief, Ginebra Suiza, 2017.
24. Maxwell MB. Nurse practitioner chemotherapy clinic. Cancer Nurs. 1979;2(3):211-8.

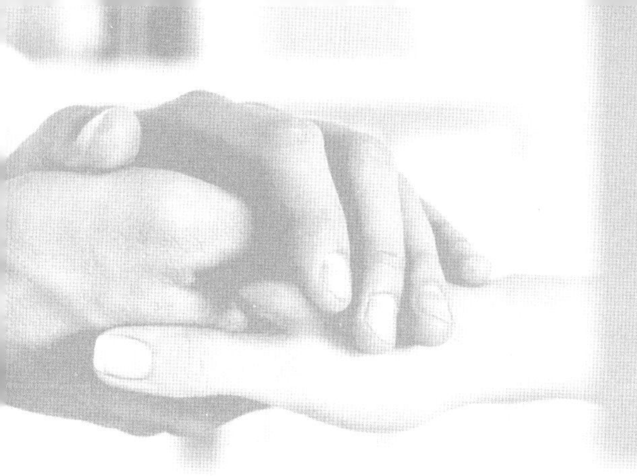

Capítulo 13

Tania M. B. Waisbeck
Joyce C. D. Ferreira

Indicadores de Qualidade na Oncologia

Conceitos e diretrizes da gestão da qualidade e segurança

É crescente a preocupação das instituições de saúde com a implantação de processos sistêmicos para gerenciar o risco, melhorar a segurança e a qualidade do atendimento ao paciente.

O Sistema de Gestão da Qualidade e Segurança tem por princípio fundamental assegurar que hospitais, ambulatórios e demais serviços assistenciais, sejam locais seguros para a prestação da assistência e operação a todos os que o procuram, sejam: pacientes, profissionais, visitantes, fornecedores, pesquisadores e alunos.

As principais diretrizes estratégicas e conceituais devem estar embasadas em buscar a melhoria contínua, eliminar eventos adversos, implantar modelos de governança que contribua para qualidade e eliminação ou mitigação de riscos operacionais, financeiros e reputacionais.

O Institute of Medicine (IOM) define as seis dimensões da Qualidade:[1]

- *Assistência focada no paciente:* prover assistência que atenda e respeite as preferências, necessidades e valores dos pacientes.
- *Prover assistência no tempo adequado:* reduzir esperas e atrasos, por vezes prejudiciais, àqueles que recebem e prestam os cuidados.
- *Eficiência:* evitar desperdícios e mau uso de suprimentos, equipamentos, ideias e energia.
- *Equidade:* respeito à igualdade de direito de cada um. Prover assistência cuja qualidade não varie em função de características pessoais, tais como: gênero, etnia, condições socioeconômicas ou localização geográfica.
- *Efetividade:* prover serviços adequados àqueles que deles se beneficiarão com o uso responsável dos recursos a fim de evitar uso excessivo ou insuficiente.
- *Segurança do paciente:* evitar que a assistência prestada resulte em dano ao paciente.

O *Triple Aim* é um conceito criado pelo Institute for Healthcare Improvement (IHI) que define que as instituições devem atuar em três frentes para entregar valor em saúde:

- *Melhorar a experiência do cuidado:* incluindo a qualidade e satisfação ao fornecer assistência segura, eficaz e confiável, para cada paciente, em todas as oportunidades.
- *Melhorar a saúde das populações:* concentrando-se na prevenção e no bem-estar.

- *Reduzir o custo: per capita* dos cuidados de saúde.

Atualmente os serviços centralizam esforços e buscam condições nas operações e processos para serem de Organizações de Alta Confiabilidade (OAC). As Organizações de Alta Confiabilidade são organizações que operam em domínios complexos e de alto risco por longos períodos sem acidentes graves ou falhas catastróficas.[2]

Os cinco elementos da alta confiabilidade são:

- *Intolerância às falhas:* pensar ativamente sobre o que pode dar errado e estar alerta aos sinais de problemas potenciais.
- *Relutância em simplificar:* buscar explicações mais profundas do que superficiais para as falhas nos processos.
- *Consciência situacional:* entender o contexto das suas atividades dentro da organização e dentro desse contexto que podem reforçar ou ameaçar a segurança.
- *Valorização do conhecimento dos profissionais da operação:* escutar aqueles que realizam e, portanto, conhecem a atividade no detalhe.
- *Compromisso com a resiliência:* assumir que os sistemas não são confiáveis, identificar ameaças rapidamente, respondendo antes que os problemas causem dano.

No Brasil, em 1º de abril de 2013, o Ministério da Saúde instituiu o Programa Nacional de Segurança do Paciente (PNSP), por meio da portaria MS/GM 529 que visa contribuir para a qualificação dos cuidados de saúde em todos os estabelecimentos do território Nacional, seja ele público ou privado.[1,3]

O artigo 5º, parágrafo III, define estratégias para a criação do PNSP a *inclusão nos processos de contratualização, e avaliação de serviços, de metas, indicadores e padrões de conformidade relativos à segurança do paciente.*[4]

Portanto, Qualidade e Segurança devem ser um movimento contínuo, estar presente nas atitudes de todos os colaboradores e fazer parte da cultura organizacional.

Qualidade e segurança na oncologia

Qualidade e segurança na oncologia é fundamental, uma vez que os efeitos adversos do tratamento oncológicos são sistêmicos e qualquer falha pode resultar em dano ao paciente. Nessa perspectiva, a qualidade e eficácia na prestação dos principais tratamentos oncológicos: cirurgia, quimioterapia e radioterapia, determinam seus resultados.[5]

O National Cancer Institute (NCI) define qualidade do cuidado como a provisão de serviços centrados no paciente ao longo do tratamento, de forma oportuna e tecnicamente competente, com comunicação efetiva, tomada de decisão compartilhada, com o objetivo de melhorar os resultados clínicos incluindo a sobrevida e qualidade de vida.[6]

Atualmente, há um interesse crescente em medir a qualidade da assistência para muitos tipos de tumores. Indicadores de qualidade permitem aos profissionais de saúde comparar o manejo clínico, com padrões ideais de acordo com diretrizes, a fim de detectar oportunidades de melhorias no cuidado.[7]

São quatro os fatores que podem estar relacionados com a variabilidade na prestação de cuidados oncológicos:[8]

- Falta de recursos.
- Falta de centros de referência.
- Falta de diretrizes clínicas.
- Falta de treinamento.

Indicadores

O indicador é uma medida, de ordem quantitativa ou qualitativa, dotada de significado particular e utilizada para organizar e captar as informações relevantes dos elementos que compõem o objeto da observação. É um recurso metodológico que informa empiricamente sobre a evolução do aspecto observado.[9]

Os indicadores devem ter os seguintes atributos: validade, sensibilidade, especificidade, simplicidade, objetividade, confiabilidade, pertinência, disponibilidade e baixo custo.[10]

De acordo com a Agência Nacional de Saúde Suplementar (ANS) os indicadores podem ser classificados em seis domínios (Tabela 13.1).

Os Indicadores medem aspectos qualitativos e/ou quantitativos relacionados com: estrutura, processo e resultado. Indicadores de estrutura objetivam mensurar quantidades e produção relativas a parte física da instituição. Indicadores de processos estão relacionados com a qualidade do atendimento cuja informação pode ser obtida por meio de registros médicos, entrevistas com o paciente ou profissionais, ou observação direta. Indicadores de desfecho/resultado mensuram o impacto e o desfecho para o paciente (Tabela 13.2).[10,11]

Tabela 13.1
Domínio

Domínio	Exemplo
Efetividade	Taxa de mortalidade cirúrgica
Eficiência	Média de permanência
Equidade	Atendimento prioritário aos indivíduos vulneráveis
Acesso	Tempo de espera em pronto atendimento
Centralidade no paciente	Satisfação do paciente
Segurança	Infecção de corrente sanguínea associada cateter venoso central

Tabela 13.2
Indicador

Indicador	Exemplo
Estrutura	Quantidade de Box operacional para administração de terapia antineoplásica
Processo	Taxa de orientação do paciente em primeira quimioterapia
Resultado	Sobrevida global 1 ano pós-transplante de células tronco hematopoiéticas

A seleção dos indicadores deve considerar medidas nos níveis estratégico, gerencial e operacional. As características e perguntas a seguir podem nortear a seleção:[12]

- Relevância: o resultado deste indicador pode ser aproveitado?
- Exequibilidade: qual o tamanho do esforço para obter o dado?
- Integridade científica: o indicador é baseado em evidência científica?

São armadilhas comuns na seleção dos indicadores: falta de foco, escolha de muitas medidas, redundância, indicadores não pertinentes à estratégia e medição sem análise crítica e ações de melhoria.

Cada indicador necessita de uma ficha técnica, que corresponde a um instrumento com orientação necessária para o entendimento, padronização da coleta e análise da medida (Tabela 13.3). A ficha técnica é um documento descrito que pode contemplar os seguintes itens:[10]

- Nome do indicador.
- Conceito: definição do indicador.
- Método de cálculo: fórmula utilizada para cálculo do indicador.
- Guia de coleta de dados: procedimento de coleta de dados com critérios de inclusão e exclusão.
- Meta: desafio a ser alcançado.
- Tipo de indicador: estrutura, processo ou resultado.
- Interpretação: explicação sucinta do resultado a ser obtido.
- Periodicidade: frequência de coleta.
- Amostra: amostragem.
- Fonte: local de extração de dados.
- *Benchmarking*: referencial comparativo.
- Versão: datas de elaboração e revisão da ficha técnica.

A partir da ficha técnica estabelecida ou revisada com os dados obtidos, levando em conta essas diretrizes, se faz necessário

Tabela 13.3
Exemplo

Nome do indicador	Taxa de extravasamento de drogas antineoplásicas
Conceito	Extravasamento é definido como o vazamento de quimioterapia vesicante fora da veia, para o tecido adjacente, podendo causar, dor, edema, eritema, descamação, bolhas e necrose tecidual.
Método de cálculo	Numerador: número de casos de extravasamento/denominador: número de infusões de drogas vesicantes ×100
Guia de coleta de dados	São elegíveis todos os pacientes que recebem drogas vesicantes, independentemente do tipo cateter (periférico, cateter venoso central), sob o regime de internação ou ambulatorial
Meta	Zero
Tipo de indicador	Resultado
Interpretação	Quanto menor, melhor
Periodicidade	Mensal
Amostra	100% dos pacientes que receberam droga vesicante
Fonte	Sistema de notificação de eventos adversos/prescrição de terapia antineoplásica
Benchmarking	Série histórica
Versão	Versão 2, atualizada em fevereiro de 2017

validar a coleta. A validação é uma ferramenta importante para compreender a qualidade dos dados e estabelecer o nível de confiança para a tomada de decisão.

Para garantir que os dados coletados sejam bons e úteis é necessário um processo interno de validação quando:[13]

- Uma nova medida é implantada.
- Os dados serão divulgados ao público.
- Uma mudança foi realizada em uma medida já existente.
- Os dados resultantes de uma medida mudaram de forma inexplicável.
- A fonte de obtenção dos dados mudou.
- O sujeito da coleta de dados mudou.

A validação de dados garante a acurácia da informação, ou seja, expressa confiabilidade de que os resultados divulgados estão corretos sendo uma ferramenta para o enfrentamento das reações de falta de credibilidade.

Os dados devem ser apresentados em forma numérica, gráfica ou tabela, permitindo a visualização comparativa do resultado atual em relação a meta e série histórica do indicador. Ver exemplo na Figura 13.1.

A meta do indicador deve ser estabelecida levando em consideração as seguintes características: mensurável, alcançável, desafiadora,

Figura 13.1
Extravasamento de drogas antineoplásicas.

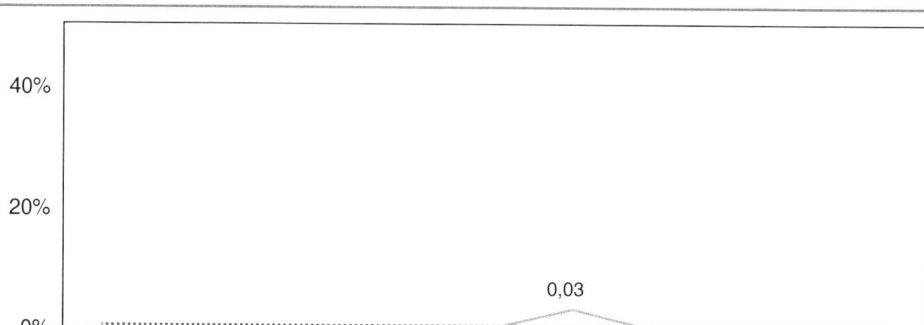

	2013	2014	2015	2016	2017	jan/18	fev/18	mar/18	abr/18	mai/18	jun/18
Onco-hemato	0	0	0	0	0	0	0	0	0	0	0
Meta	0	0	0	0	0	0	0	0	0	0	0

viável, relevante, específica, temporal e comparativa. Podendo ser definida da seguinte forma:[13]

- *Série histórica:* o resultado obtido ao longo do tempo.
- *Benchmarking:* comparação com outras organizações semelhantes, por meio de banco de dados de referência.
- *Padrões/normas:* definidos por órgãos de acreditação, profissionais, leis e/ou regulamentos.
- *Práticas desejáveis:* reconhecidas e identificadas na literatura como as melhores práticas ou diretrizes.

O *Benchmarking* é uma avaliação comparativa de indicadores que pressupõe a padronização da fórmula, coleta e análise, permite avaliar e comparar processos de trabalho de organizações que são reconhecidas pelas melhores práticas. Pode ser interno, quando os processos são comparados dentro da própria organização ou externo quando são comparadas atividades de empresas ou setores de mesmo seguimento.

Um exemplo de *Benchmarking* externo na área de transplante de células progenitoras hematopoiéticas é o CIBMTR (Center for International Blood & Marrow Transplant Research), em que centros transplantadores reportam seus dados, estes ficam armazenados em banco de dados internacional, permitindo a comparação com outros centros de complexidade semelhante, instrumentalizando a análise do desempenho clínico do programa.

A análise crítica dos indicadores deve ser periódica com foco em comunicar resultados, identificar oportunidades de melhoria, estabelecer, desenvolver e implementar planos de ação, verificando sua efetividade.

Os processos de melhoria podem ser estruturados a partir de metodologias como PDCA (Plan/Do/Check/Act) ou de PDSA (Plan/Do/Study/Act), favorecendo a identificação de problemas no contexto sistêmico e não individual.[14]

A melhoria sustentada é o objetivo final de um processo de qualidade, pode ser evidenciada quando os resultados dos indicadores atingem a meta e se mantém ao longo do tempo, rumo ao dano zero como nas instituições de alta confiabilidade.

Assim sendo, é essencial que organizações tenham estruturas para apoiar a melhoria contínua e a qualidade dos pacientes. Programas de melhoria da qualidade e segurança do paciente devem: ser dirigidos pela liderança; procurar mudar a cultura da organização; identificar riscos proativamente e reduzir a variação; utilizar dados para concentrar ações prioritárias e demonstrar melhorias sustentadas.[13]

Atualmente, tem se correlacionado o conceito de indicadores e valor, nesse sentido os resultados assistenciais e despesas relacionadas precisam ser medidos durante todo o ciclo da assistência médica. Isso se deve a uma transformação em busca de uma estrutura mais unificada: a prestação da assistência médica com base em valor.

Valor é um índice centrado no paciente, definido como os resultados na saúde dele por cada dólar gasto, assim sendo, o sistema estabelecido que recompensava volume de consultas, hospitalizações, procedimentos e testes é substituído por melhores resultados para o paciente com menores custos.[15]

A oncologia é constituída de vários processos assistenciais complexos e críticos, resultando em alto risco para o paciente e colaborador. O monitoramento e análise de indicadores específicos na oncologia permite uma tomada de decisão assertiva, desenvolvimento de processos sistêmicos para interceptar os erros, agregando valor e proporcionando melhor qualidade e segurança do paciente.

Referências

1. Ministério da Saúde, Fundação Oswaldo Cruz, Agência Nacional de Vigilância Sanitária. Documento de Referência para o Programa Nacional

de Segurança do Paciente. Brasília, DF: Ministério da Saúde, 2014.

2. Medeiros JJ, Pinto W. Organizações de Alta Confiabilidade e Administração de Risco Operacional. Vitória – ES. Brazilian Business Review. 2009; 6(2):174-90.
3. Brasil. Resolução de Diretoria Colegiada – RDC nº 36, de 25 de julho de 2013. Institui ações para a segurança do paciente em serviços de saúde e dá outras providências. Diário Oficial da União nº 143, de 26 de julho de 2013.
4. Brasil. Portaria nº 529, de 1º de abril de 2013. Institui o Programa Nacional de Segurança do Paciente (PNSP). Diário Oficial da União. 2 de abril 2013.
5. Lópes Torrecilla J, Marin i Borràs S, Ruiz-Alonso A, Jaen Olasolo J, Vázquez de la Torre ML, Bóveda Carro E et al. Quality indicators in radiation oncology: proposal of the Spanish Society of Radiation Oncology (SEOR) for a continuous improvement of the quality of care in oncology. Clinical and Translational Oncology. https://doi.org/10.1007/ s12094-018-1943-z.
6. NIH. National Cancer Institute: The nation s investment in cancer research: a plan and budget proposal for fiscal year 2004. Bethesda: U.S. Department of Health and Human Services, National Institutes of Health; 2002 (Publication No. 03-4373).
7. Bonte AS et al. Quality indicators for the management of endometrial, cervical and ovarian cancer, European Journal of Surgical Oncology (2018). https://doi.org/10.1016/j.ejso.2018.10.051
8. Aletti GD, Peiretti M. Quality control in ovarian cancer surgery. Best practice & research Clinical Obstetrics and Gynaecology. 2017; 41:96-107.
9. Ferreira H, Cassiolato M, Gonzalez R. Uma experiência de desenvolvimento metodológico para avaliação de programas: o modelo lógico do programa segundo tempo. Texto para discussão 1369. Brasília: IPEA, 2009.
10. Bittar OJN. Indicadores de qualidade e quantidade em saúde. Revista de Administração em Saúde. 2001; 3(12).
11. Donabedian A. The Quality of Care, How can it be assessed? JAMA, Sept 23/30, Vol 260, nº12. 1988.
12. Travassos C, Gouveia CSD. Indicadores de segurança do paciente para hospitais de pacientes agudos: revisão sistemática. Cad. Saúde Pública, Rio de Janeiro. 2010; 26(6):1061-78.
13. Seção III: Padrões de Gestão das Organização de Saúde. Padrões de Acreditação da Joint Comission International para Hospitais. Melhoria da Qualidade e Segurança do Paciente (QPS). 6ª edição.
14. Keyon M, Babic A. The European Blood and Marrow Transplantation Textbook for Nurses. Under the Auspices of EBMT. p.1-21. Springer Open. London UK, 2018. https://doi.org/10.1007/978-3-319-50026-3.
15. Porter ME, Ignatius A, Ishrak O. O estado da implantação do cuidado com a saúde baseado em valor. The new England Journal of Medicine. Harvard Business Review. Medtronic, 2015.

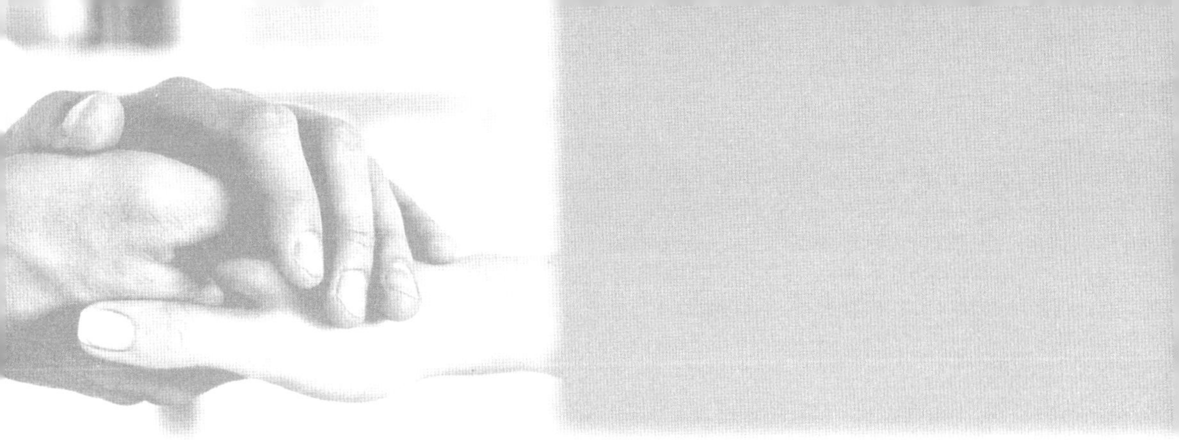

Índice Remissivo

Obs.: números em *itálico* indicam figuras; números em **negrito** indicam quadros e tabelas.